温病学方剂临床实用手册

张静生　顾问

冷锦红　主编

北方联合出版传媒（集团）股份有限公司

辽宁科学技术出版社

图书在版编目（CIP）数据

温病学方剂临床实用手册 / 冷锦红主编 . —— 沈阳：
辽宁科学技术出版社 , 2024. 10. —— ISBN 978-7-5591
-3929-0

Ⅰ . R289.5-62

中国国家版本馆 CIP 数据核字第 2024543VD1 号

出版发行：辽宁科学技术出版社
　　　　　（地址：沈阳市和平区十一纬路 25 号 邮编：110003）
印 刷 者：辽宁鼎籍数码科技有限公司
经 销 者：各地新华书店
幅面尺寸：130mm × 184mm
印　　张：8.75
字　　数：180 千字
出版时间：2024 年 10 月第 1 版
印刷时间：2024 年 10 月第 1 次印刷
责任编辑：丁　一
封面设计：刘冰宇
版式设计：袁　舒
责任校对：王玉宝

书　　号：ISBN 978-7-5591-3929-0
定　　价：49.00 元

编辑电话：024-23284363
邮购热线：024-23284502
E-mail:191811768@qq.com
http://www.lnkj.com.cn

编委会

序 言

　　温病学，乃医家之一门，专论热病之机、症、治也。《温病条辨》者，乃温病学之一脉，清代吴瑭所著也。书成于嘉庆年间，究温病之病因、病机、证治，别于伤寒，立三焦辨证之法。吴氏取诸先贤之说，如张仲景之六经辨证、刘河间之温热病机、叶天士之卫气营血论，及吴又可《温疫论》，参而照之，条理分明。其书中详言温病之源流，分上中下三焦以明病位，提温病之证治纲领，集温病学之大成，为后世医家法，使医者临证有所依循。

　　新中国伊始至今，大疫有四，《温病条辨》所载诸方于四次疫病之预防诊治皆居功甚伟，为后学指明方向，启迪思路。然世之学医者，或苦于经典之繁，或困于实践之难。本书之编撰，正为解此二难。本书既简且赅，提纲挈领，博古通今，妙能由繁返约，融会圣贤经训，使学者便于诵读，易于领会。本书有以下之所长：

　　一曰"简便"。此书篇幅适中，虽亦收录《伤寒杂病论》《温热经纬》《温疫论》等温病方剂之条文以博取，却不似他书之浩如烟海，佶屈聱牙，难以卒读。携之可随行，随时展阅，不受地点拘束。

　　二曰"精要"。书中以方为目，以条文为段，且举证相应，仲景有言"病皆与方相应者，乃服之去"，是为方证相应，故而本书删繁就简，直指核心，使学者既不至迷失于琐碎，又有路径可循行，但切记勿按图索骥、胶柱鼓瑟而至偏颇。

三曰"实用"。此书理论与实践相结合，除重方药之应用，令附精选医案，临证之时，有所参目，即学即用，但切记法古不泥乎古，宜今不徇乎今，灵活施用。

四曰"通今"。书中不仅辑录古方与条文，更有现代药理之研究，可衷中参西，启学者深思，继承而创新。

综上所述，本书实为学医者之良辅，既可作为初学入门之参考，亦可作为临床医师之便捷手册。苍生托命，困应苏之，危应拯之，灾患则捍卫而胥除之，刻刻以民间疾苦为念，吾深盼此书广传于世，以飨同道，共传后学，俾医道昌明，生民受益。

张静生

2024 年 5 月 1 日

编写说明

本手册每首方剂下设【条文】【组成】【使用指征】【适用疾病】【现代药理学研究】【医案举隅】【使用禁忌】等内容，整合历代温病学相关书籍内容。

【条文】本书涉及的条文是选取《温病条辨》《瘟疫论》《重订广温热论》等温病学有关书籍的典型原文，有利于读者对方剂的理解。

【组成】本书条文中涉及的药物剂量，源于清代《温病条辨》的原文记载，读者可结合临床实际换算。

【使用指征】本书涉及的使用指征，是依据原书所述条文的现代表述，并网罗古今医家运用该方的症状及体征描述所著。

【适用疾病】本书涉及的适用疾病是古现代书籍对方剂的临床运用的集合，并查阅国内外学术文献检索网站所收录的核心期刊及国内外学术会议所撰。

【现代药理学研究】引用国内外学术文献检索网站所收录的核心期刊。

【医案举隅】医案是中医理、法、方、药综合运用的具体反应形式，它不仅是医疗活动的真实记录，而且还反映了医家的临床经验及思维活动。由于医家所处时代不同，学识、爱好、修养等各异，因此历代医案的数量、形式、体裁、风格不尽相同。本书涉及的医案，从临床实际出发，选取有代表性的，能够反映疾病特点的一些典型的医案，同时涉猎古代中医医案和现代中医医案，既不偏重古代也不偏重现代，反映了中医病案的原貌特点。

温病学的发展经历了漫长的历史过程，大致可分为以下几个阶段：

战国至晋唐时期：为萌芽阶段。此时期对温病的证因脉治及预防方面有一定的认识，但论述较简单，理论较朴素，在概念上把温病隶属于伤寒的范畴（表1）。

表1 战国至晋唐时期代表人物及著作

代表著作及人物	主要贡献及主要条文
《黄帝内经》	首提温病病名，如《素问·六元正纪大论》"初之气，地气迁，气乃大温，草乃早荣，民乃厉，温病乃作"
	明确温病病因，如《素问·生气通天论》"冬伤于寒，春必温病"
	阐述温病病机，温病即热病，如《素问·至真要大论》"诸热瞀瘛，皆属于火""诸逆上冲皆属于火""诸胀腹大，皆属于热"
《难经》	亦有温病病名的记载，如《难经·五十八难》"伤寒有五：有中风，有伤寒，有湿温，有热病，有温病"
《伤寒论》张仲景	阐述温病主要证候及治法方药的主要原则，如《伤寒论》"太阳病，发热而渴，不恶寒者为温病。若发汗已，身灼热者为风温"

宋至金元时期：为成长阶段。这一时期出现了"百家争鸣"的局面，更加关注温病与伤寒的区别，逐步从理论、治法、方药等方面进行变革，为温病学的自成体系奠定了基础（表2）。

表2　宋至金元时期代表著作及人物

代表著作及人物	主要贡献及主要条文
《类证活人书》朱肱	"风热相搏，即发风温""桂枝汤自西北二方居人，四时用之无不应验，自江淮间，唯冬月及春初可行，自春末及夏至以前，桂枝证可加黄芩半两，夏至后桂枝证加知母一两、石膏二两或升麻半两，若病人素体虚寒者，正用上方，不再加减也"
《伤寒补亡论》郭雍	"冬伤于寒，至春发者，谓之温病；冬不伤寒而春自感风寒温气而病者，亦谓之温"
《素问玄机原病式》《素问病机气宜保命集》《伤寒直格》刘河间	根据《素问·热论》重申伤寒六经传变俱是热证、非有阴寒之证，创造性地提出"六气皆从火化"的观点，为温病寒凉清热为主要治疗方法的形成奠定了理论基础，并创制了凉膈散、双解散等
《医经溯洄集》王安道	将温病与伤寒从概念、发病机制及治疗原则上，加以区分，如"夫惟世以温病热病混称伤寒……以用温热之药，若此者，因名乱实，而戕人生，名其可不正乎？"

明清时期：为形成阶段。明清两代的名医如叶天士、吴鞠通等，通过自己的实践集前人的大成，总结性地创立了温病学说。以卫气营血、三焦辨证为核心，在理法方药方面形成了完整的体系（表3）。

表3　明清时期代表著作及人物

代表著作及人物	主要贡献及主要条文
《温疫论》吴又可	明确提出瘟疫与伤寒有"霄壤之隔"，如"瘟疫之为病，非风、非寒、非暑、非湿，乃天地间别有一种异气所感"
	开创戾气病因学说，提出瘟疫是感受杂气所致，杂气各异，引起的瘟疫病不同，临床表现亦不同，如"众人触之者，各随其气而为诸病"
《温疫论》吴又可	首提温邪自口鼻而入，如"伤寒之邪自毛窍而入，时疫之邪，自口鼻而入"
	提出祛邪为第一要义，如"客邪贵乎早逐，乘人气血未乱，肌肉未消，津液未耗，病人不至危殆，投剂不至掣肘，愈后亦平复"
《温证论治》叶天士	明确提出温病的发生发展规律，如"温邪上受，首先犯肺，逆传心包。肺主气属卫，心主血属营"
	创立卫、气、营、血辨证纲领，即按照卫→气→营→血传变，脱离了六经辨证的指导，如"大凡看法，卫之后，方言气；营之后，方言血"

续表

代表著作及人物	主要贡献及主要条文
《温证论治》 叶天士	提出温病不同各阶段的治疗大法，如"在卫汗之可也，到气才可清气，入营犹可透热转气，……入血就恐耗血动血，直须凉血散血"
	发展察舌、验齿、辨斑疹、白㾦等诊断方法，如"黄苔不甚厚而滑者，热未伤津，犹可清热透表；若虽薄而干者，邪虽去而津受伤也，苦重之药当禁，宜甘寒轻剂可也""温热病看舌之后，亦须验齿。齿为肾之余，龈为胃之络，热邪不燥胃津，必耗肾液"
《温病条辨》 吴鞠通	以《伤寒论》条文写法著成本书，创三焦辨证理论体系，如"凡温病者，始于上焦，在手太阴"
	提出三焦用药原则，如"治上焦如羽，非轻不举；治中焦如衡，非平不安；治下焦如权，非重不沉"
《湿热病篇》 薛生白	首先提出以内因为主的理论，如"太阴内伤，湿邪停聚，客邪再至，内外相引，故病湿热。此皆先有内伤，再感客邪，非由腑及脏之谓"
《温热经纬》 王孟英	"以轩岐仲景之文为经，叶薛诸家之辨为纬"，集百家之言，汇己心得著成
《时病论》 雷少逸	将四时温病分为新感和伏气两大类进行辨证

近现代：为发展阶段。新中国成立后，党和政府十分重视中医学的发展和继承，重视温病学文献的整理出版工作，先后再版多部温病学专著，且各中医院校均把温病学作为一门主课开设，温病学由此也得到了进一步的发展。

目录

A

安宫牛黄丸

【条文】

阳明温病，无汗，小便不利，谵语者，先与牛黄丸；不大便，再与调胃承气汤。（《温病条辨》中焦5）

阳明温病，下利谵语，阳明脉实，或滑疾者，小承气汤主之；脉不实者，牛黄丸主之，紫雪丹亦主之。（《温病条辨》中焦9）

阳明温病，斑疹温痘、温疮、温毒，发黄、神昏谵语者，安宫牛黄丸主之。（《温病条辨》中焦36）

吸受秽湿，三焦分布，热蒸头胀，身痛呕逆，小便不通，神识昏迷，舌白，渴不多饮，先宜芳香通神利窍，安宫牛黄丸；续用淡渗分消浊湿，茯苓皮汤。（《温病条辨》中焦56）

【组成】

牛黄（一两），郁金（一两），犀角（代用品，一两），黄连（一两），朱砂（一两），梅片（二钱五分），麝香（二钱五分），珍珠（五钱），山栀子（一两），雄黄（一两），金箔衣，黄芩（一两）。

【使用指征】

（1）高热烦躁，神昏谵语，舌蹇肢厥。

（2）面赤身热，气粗口臭，躁扰不宁。

（3）突然昏迷，口眼㖞斜。

（4）斑疹隐隐，心烦不寐，口干不欲饮，身热夜甚。

（5）黄疸、出痘、生疮、发颐伴神昏谵语者。

（6）舌象：舌红或绛，苔黄燥或黄腻。

（7）脉：弦滑而数。

【禁忌】

（1）中病即止，不宜过服、久服。

（2）孕妇慎用。

（3）寒闭神昏者慎用。

【适用疾病】

安宫牛黄丸用于治疗急性脑部疾病，如：颅脑损伤[1]、脑梗死[2]、脑出血[3]；各种发热，如：小儿发热[4]、癌性发热[5]、不明原因发热[6]；炎性疾病，如：病毒性脑炎[7]、病毒性肺炎[8]、盆腔炎[9]、毛细急性支气管炎[10]；治疗癫痫、惊厥[11][12]；脓毒症[13]；手足口病[14] 等。

【现代药理研究】

安宫牛黄丸具有抗氧化、保护血管内皮、减轻炎症反应、促进侧微循环等作用，对脑血管疾病的治疗具有积极的作用[15]，辅助治疗脑出血具有较好的疗效且安全性较好，提高患者治疗率，改善神经功能缺损症状和降低氧化应激反应[16]，治疗新型冠状病毒肺炎（COVID-19）[17]，调节Th17/Treg 免疫平衡和抑制慢性炎症抗动脉粥样硬化[18] 等作用。

【医案举隅】

1.急黄神昏（李寿山医案）

张某，男，30岁。初诊：1958年8月17日。主诉及病史：既往健康，1个月前有肝炎患者接触史。1周前突然发病，身热，纳差，恶心呕吐。继则身目发黄，急剧加深，胁痛拒按，神识渐昏蒙不清，烦躁不安而急诊住院。诊查：查看患者，神志恍惚，答非所问，巩膜黄染明显，皮肤色深黄。胸背部皮下有散在出血点，肝浊音界缩小，脾未触及，腹部无移动性浊音，膝腱反射亢进，巴宾斯基征阳性。体温38.5℃。舌质绛红少津，脉弦细数。化验检查：总胆红素15.8μmol/L，出凝血时间56s，血氨115μmol/L，麝香草酚浊度12U，麝香草酚絮状试验（+++）。西医诊断：急性黄疸型肝炎，亚急性肝坏死（住院后肝穿刺活检证实）。中医诊断：黄疸（热毒炽盛证）。辨证：疫毒入营，湿热内蕴，湿从火化，热毒攻心。治法：清热解毒，凉营开窍。处方：清营解毒汤合服安宫牛黄丸。先鼻饲安宫牛黄丸1丸，每日2次。继进汤剂。犀角（现已禁用）15g（先煎），生地黄30g，牡丹皮15g，赤芍、白芍各15g，茵陈蒿50g，酒大黄15g，桃仁15g，菖蒲10g，郁金10g，白茅根50g。水煎服，日进2剂，昼夜服药。

二诊（1958年8月19日）：进药后翌日开始神识清楚，已不烦躁，但反应迟钝。已见初效，继用前法。3日后完全清醒，身目黄染减轻。能进饮食，体温36.8℃，脉弦不数，黄腻苔尽退，舌质偏红少津。此湿浊之邪已减，窍开神清，热势仍盛，停安宫牛黄丸，继服汤剂，原方去菖蒲、郁金，以清营凉血解毒为法。治疗约 2 周，黄疸尽退，诸症消失，黄疸指数已转正常，舌质淡红而润无苔，脉象弱滑。惟肝功能尚未恢复。辨证投方，住院约 3 个月，肝功恢复正常而出院。出院后定期来院检查，一切良好。休息 3 个月恢复工作，随访 3 年，一切正常。

2. 热闭神昏证（余希瑛医案）

陈某，男，55 岁。初诊：1987 年 5 月 21 日。患高血压 3 年，1987 年 4 月 22 日因车祸致颅脑外伤，送医院即行开颅清除血肿、气管切开术。术后诊断为：重度颅脑损伤，颅内血肿；脑疝；脑挫裂伤。术后至今仍昏迷不醒，伴发热（体温 38.1~38.5℃），血压常波动在 220~110 ／ 110~80mmHg（1mmHg ≈ 0.133kPa），脑压曾一度升高达 370mmHg。已用甘露醇、青霉素、氨苄青霉素、激素等治疗 1 个月，病情未见好转而邀中医会诊。诊见：体温 38.1℃，血压 156 ／ 98mmHg，神昏不语，目睛上窜，面色潮红，牙关紧闭，喉间痰声辘辘，四肢末端不自主抽动，脉弦滑数。眼科检查：两侧瞳孔不等大，左侧 0.2cm，对光反射迟钝，右侧 0.45cm，对光反射消失。证属瘀血郁久化热，动风生痰，上蒙清窍。治宜平肝息风，豁痰开窍，佐以活血化瘀。急投安宫牛黄丸每天 1 丸，分 2 次鼻饲。同时处方：生石膏（先煎）50g，石斛（先煎）、钩藤（后下）各 20g，石决明（先煎）30g，天麻、茯苓各 15g，杭白菊、桑叶、天竺黄、牛膝各 10g，胆南星 4g，知母 9g，生甘草

3g。每日1剂，水煎服。第3天起每天加犀角10g，另煎兑入，鼻饲。治疗5天后，血压、体温已正常，左眼能开合，痰音减轻，目睛肢动停止。守原方石膏减至30g，犀角每隔2~3天减去1g，直至减到4g时撤去。并逐步加入三七、丹参活血祛瘀，郁金、石菖蒲开窍醒脑。至服药9剂后，患者能在听到呼叫时睁眼，转头，开始恢复听觉。再守上方去天麻、石决明，加远志宁心安神，服药1个月后能拔去胃管，自行吞咽进食。然后改服桃红四物汤加三七、丹参治疗。1个月出院，这时患者虽发音未清，但已能进行笔谈，嘱患者出院后坚持服八珍丸、杞菊地黄丸巩固治疗1个月。治疗全过程共用安宫牛黄丸35丸。

安肾汤

【条文】

湿久，脾阳消乏，肾阳亦惫者，安肾汤主之。(《温病条辨》下焦44)

【组成】

鹿茸(三钱)，胡芦巴(三钱)，补骨脂(三钱)，韭子(一钱)，大茴香(二钱)，附子(二钱)，茅术(二钱)，茯苓(三钱)，菟丝子(三钱)。

【使用指征】

(1)面色㿠白，形寒肢冷，腰膝酸冷。

(2)大便时溏时泻，迁延反复，泄泻多在黎明之前，泻下清稀且完谷不化。

（3）小便不利，面肢水肿，腰以下尤甚。

（4）舌象：舌淡胖、边有齿痕，苔白。

（5）脉：沉细而弱。

【禁忌】

（1）湿热证者慎用。

（2）水肿病属阳水者慎用。

【适用疾病】

安肾汤用于治疗减少尿蛋白排泄，如：原发性肾病综合征[19]，糖尿病肾病[20]，隐匿性肾炎蛋白尿[21]；慢性肾炎性血尿[22]；原发性肾小球疾患[23]；早、中期强直性脊柱炎[24]；泌尿系感染[25]等疾病。

【现代药理研究】

安肾汤方中多种补肾类药物可诱导成骨细胞分化，促进骨质钙化，增加骨代谢，修复重建受损骨结构[26][27]。增强机体免疫调节能力，以减轻炎性因子对机体的侵害[28]，减少尿蛋白排泄[29]等作用。

【医案举隅】

帕金森医案（刘渡舟医案）

患者，女，70岁。该患于1991年被北京某大医院确诊为帕金森病。1998年9月2日，患者发现帕金森病可能会复发，见手颤，背强，下肢无力，站立、活动困难，多汗，舌黯红，苔白厚，诊为由帕金森病愈后引起的后遗症。药用安肾丸加桂枝加葛根汤治疗。方药：葫芦巴

15g，补骨脂 15g，桂枝 15g，白芍 15g，炙甘草 10g，生姜 10g，大枣 12 枚，葛根 16g（先煎去上沫）。5 剂。

9 月 23 日二诊：服上方后，病情减轻，出汗减少，但仍项僵硬、四肢颤动，下肢沉重，舌黯红，苔白腻。用安肾丸加防己茯苓汤加减治疗。方药：葫芦巴 15g，补骨脂 15g，防己 12g，茯苓 20g，桂枝 12g，黄芪 30g，炙甘草 10g，当归 12g，白芍 12g。7 剂。

9 月 30 日三诊：服上方自觉颈项僵硬有所改善。手颤，四肢沉重无力，站不稳，项强，背、腿、足痛，舌仍黯红，苔白腻，脉沉弦。用安肾丸加真武汤加味。方药：葫芦巴 15g，补骨脂 15g，附子 6g，白术 15g，茯苓 30g，生姜 10g，白芍 10g，桂枝 10g，葛根 14g，当归 10g。7 剂。

10 月 14 日四诊：颈项僵直、手颤、站立不稳等症状有所好转。舌质由黯转红，白腻苔变薄白苔。方药：葫芦巴 15g，补骨脂 15g，桂枝 15g，白芍 15g，生姜 10g，大枣 12 枚，炙甘草 10g，葛根 16g（先煎去上沫），当归 12g。7 剂。

10 月 28 日五诊：下肢痛有减，腰痛，足软站立不稳，有所好转；但仍有翻身困难。舌红，苔根部白腻。用安肾丸加减。方药：桑寄生 30g，杜仲 10g，补骨脂 10g，葫芦巴 10g，山药 10g，肉苁蓉 10g，巴戟天 10g，菟丝子 10g，白芍 14g，桂枝 14g。7 剂。

11 月 4 日六诊：自觉见效，项强直有好转、伸屈不利见好。用安肾丸加减。方药：桑寄生 30g，杜仲 10g，补骨脂 10g，葫芦巴 10g，山药 10g，肉苁蓉 10g，巴戟天 10g，菟丝子 10g，桂枝 14g，白芍 14g，枸杞子 10g，鹿角胶 10g。7 剂。

11 月 11 日七诊：服上药后，自觉见效，头渐能抬起，下肢沉软以及手颤抖也有所好转，但仍不能下蹲，坐起困难无力。舌淡红，苔白。用真武汤加参芪。方药：茯苓 30g，白芍 10g，附子 10g，白术 12g，生姜 10g，黄芪 20g，党参 15g。7 剂。

11 月 18 日八诊：自觉颈椎能逐渐直起。唇颤，站立腿抖，腿沉，抬步困难，胸憋，均有所改善。舌质转为淡红，苔白腻。用安肾丸合真武汤加减。方药：葫芦巴 15g，补骨脂 15g，附子 12g，白术 12g，茯苓 30g，白芍 10g，生姜 10g，红参 10g，桂枝 10g。7 剂。

11 月 25 日九诊：服上药后，诸症有好转，舌淡苔白。用安肾丸合四逆汤加红参、五味子。方药：葫芦巴 15g，补骨脂 15g，附子 12g，干姜 10g，炙甘草 10g，红参 10g，五味子 10g。7 剂。

12 月 8 日十诊：眩晕好转，舌淡苔白。方药：葫芦巴 15g，补骨脂 15g，茯苓 30g，白芍 10g，白术 10g，生姜 10g，附子 6g，红参 6g，桂枝 12g，炙甘草 6g。7 剂。

12 月 16 日十一诊：站立腿抖，腿沉，抬步困难均有减轻，舌淡红，苔白腻。方药：葫芦巴 15g，补骨脂 15g，熟地 30g，山药 16g，山茱萸 15g，茯苓 10g，丹皮 10g，泽泻 16g，桂枝 10g，附子 10g，白术 10g。7 剂。

12月23日十二诊：头晕，手颤，胸闷有减轻。舌淡红，苔白，舌根白腻。方药：葫芦巴15g，补骨脂15g，茯苓30g，桂枝15g，炙甘草10g，白术12g，附子10g，白芍10g，生姜10g。7剂。

1999年1月13日十三诊：临床未见帕金森病复发。继服方药：葫芦巴15g，补骨脂15g，附子10g，白芍10g，茯苓30g，生姜10g，白术12g，泽泻16g。一周2服，服半年，以巩固疗效。

B

白虎汤

【条文】

面目俱赤，语声重浊，呼吸俱粗，大便闭，小便涩，舌苔老黄，甚则黑有芒刺，但恶热，不恶寒，日晡益甚者，传至中焦，阳明温病也。脉浮洪躁甚者，白虎汤主之；脉沉数有力，甚则脉体反小而实者，大承气汤主之。暑温、湿温、温疟，不在此例。（《温病条辨》中焦1）

下后无汗脉浮者，银翘汤主之；脉浮洪者，白虎汤主之；脉洪而芤者，白虎加人参汤主之。（《温病条辨》中焦13）

形似伤寒，但右脉洪大而数，左脉反小于右，口渴甚，面赤，汗大出者，名曰暑温，在手太阴，白虎汤主之；脉

芤甚者，白虎加人参汤主之。（《温病条辨》中焦22）

【组成】

生石膏（研，一两），知母（五钱），生甘草（三钱），白粳米（一合）。

【使用指征】

（1）壮热面赤，烦渴引饮，大汗出。

（2）口干舌燥，喜凉饮。

（3）小便黄，大便秘结。

（4）舌象：舌红少津、苔黄而燥。

（5）脉：浮滑或洪大有力而数。

【禁忌】

（1）脉弦浮而细者，不可与也。

（2）脉沉者，不可与也。

（3）不渴者，不可与也。

（4）汗不出者，不可与也。

（5）表邪未解者，一般禁用。《伤寒论》曰："其外不解者，不可与白虎汤。"

（6）里热未盛，病非阳明实热者禁用。

【适用疾病】

白虎汤用于治疗重症肺炎以及其引起高热惊厥[30]；脓毒症[31]；发热性疾病[32]；2型糖尿病[33]；减少烧伤创面的渗出，促进创面愈合；周围神经性痛[34]；急性脑梗死[35]；糖尿病酮症酸中毒[36]；小儿川崎病[37]；类风湿关节炎急性活动期[38]等。

【现代药理研究】

白虎汤具有解热抗炎作用[39]；免疫调控作用[40]；保护血管作用[41]；降血糖作用[42]；有效降低金黄地鼠的雌激素（T）和促黄体生成素（LH）水平，调节金黄地鼠体内雌雄激素的比例，明显抑制金黄地鼠的皮脂腺增生[43]等。

【医案举隅】

1. 热厥（刘渡舟医案）

吕某某，男，48岁。初秋患外感，发烧不止，体温高达39.8℃，到本村医务室注射安基比林等退烧剂，旋退旋升。四五日后，发热增至40℃，诊查：大渴引饮，时有汗出，而手足却反厥冷，舌绛苔黄，脉滑而大。辨证：阳明热盛于内，格阴于外，阴阳不相顺接的"热厥"之证。治法：辛寒清热，生津止渴，以使阴阳之气互相顺接而不发生格拒。处方：生石膏30g，知母9g，炙甘草6g，粳米一大撮。仅服2剂，热退厥回而病愈。

2. 风温（大叶性肺炎）（潘泰阶医案）

傅某，男，28岁。于1955年10月6日突然高烧，寒战，头痛，咳嗽，胸痛，吐粉红色痰，于7日中午入院。诊查：体温39.7℃，急性病重病容，表情痛苦，呼吸急迫，鼻翼动，唇周有疱疹，肺部右侧呼吸运动受限制，听诊右肺呼吸音减，实验室检查：WBC：25.000/mm³，单核95%，痰液涂片发现肺双球菌（＋）。X线检查：右肺中叶区显示一大片密度一致的混浊影像，上缘界整齐，侧位所见影像相同。治疗：白虎汤原方水煎内服。68小时后体温降至正常，白细胞5天内恢复正常，其他症状7天内全部消失，共住院12天，痊愈出院。

白虎加苍术汤

【条文】

手太阴暑温，或已经发汗，或未发汗，而汗不止，烦渴而喘，脉洪大有力者，白虎汤主之；脉洪大而芤者，白虎加人参汤主之；身重者，湿也，白虎加苍术汤主之；汗多，脉散大，喘喝欲脱者，生脉散主之。（《温病条辨》上焦26）

湿热证，壮热，口渴，自汗，身重胸痞，脉洪大而长者，此太阴之湿与阳明之热相合。宜白虎加苍术汤。（《湿热病篇》薛生白）

【组成】

生石膏（研，一两），知母（五钱），生甘草（三钱），白粳米（一合），苍术（三钱）。

【使用指征】

（1）憎寒壮热，口渴，一身尽痛。

（2）胸闷脘痞，自汗身重，头目痛。

（3）舌象：舌红，苔白腻。

（4）脉：沉细或洪大而长。

【禁忌】

（1）血虚发热者，脉洪不胜重按者应慎用。

（2）真寒假热者不可误投本方。

（3）阴虚内热者慎用。

【适用疾病】

白虎加苍术汤临床适用于慢性浅表性胃炎（*Hp* 感染相关性更佳）；急性痛风性关节炎（联合四黄散外敷效果佳）；夏季湿疹；湿温高热；小儿高热[44]；乙型脑炎[45]等疾病。

【现代药理研究】

白虎加苍术汤具有提高机体免疫功能和修复作用；具有抗 *Hp* 感染，调节胃黏膜细胞凋亡，保护和修复胃黏膜的作用[46]；解热、抗炎、镇痛[47]等作用。

【医案举隅】

1. 湿温高热（刘渡舟医案）

周某，男，24 岁。诊查：高热，头痛身疼，胸中满闷，恶心不欲饮食。曾注射安乃静几支，汗出较多但发热却不退，体温持续在 39.6℃上下，有时呕吐，夜寐则呓语。脉浮数，舌苔白腻。初用三仁汤以清利湿热，服药后发热未消，而体痛不可耐，患者家人催促再诊，脉转濡数，舌质红，苔黄白杂腻，面色红赤，口渴思饮，足胫反冷，小便黄赤，大便不燥。细审此病，曾经发汗，可知津液受损，口渴喜饮，睡则呓语，热在阳明无疑；然而发热虽甚但身反无汗，而且身痛沉重，胸满作呕，足冷尿黄，舌苔又腻，辨证：热中夹湿。此证非白虎汤不足以清其热，非苍术不足以化其湿浊。处方：生石膏30g，知母10g，苍术10g，粳米一大撮，炙甘草6g。服药仅一剂，则热退痛止，诸症迎刃而解。

2. 夏季湿疹（杨兆林医案）

王某，男，28岁。反复高热3天。在其他诊所输液没有效果，遂到医院检查，白细胞偏高，其余皆正常。患者高热不退，不想住院，特意来我处治疗。诊查：发热39.2℃，自感身热不恶寒，无汗，身疼痛，头胀如裹，身沉困，乏力没劲，咽痛口干渴，口苦没味，舌苔黄厚腻，脉浮数。辨证：发热阳明夹湿。治法：清热祛湿。处方：白虎加苍术汤加减。石膏90g，知母20g，苍术20g，炙甘草10g，滑石20g，香薷10g，2剂，水煎400mL，小口频服。

二诊：服药1天，高热已经不再反复，两剂药喝完已无发热。咽喉还有不适，舌尖红苔腻微黄，脉弦，余热尚未全消，再用中药调理5天而愈，嘱咐少吃辛辣油腻食物。

白虎加桂枝汤

【条文】

骨节疼烦，时呕，其脉如平，但热不寒，名曰温疟，白虎加桂枝汤主之。（《温病条辨》上焦50）

【组成】

知母（六钱），生石膏（一两六钱），粳米（一合），桂枝木（三钱），炙甘草（二钱）。

【使用指征】

（1）发热，身无寒但热，口渴。

（2）恶风，汗出不彻。

（3）骨节疼痛，心烦不宁，时时作呕。

（4）舌象：舌暗红，苔黄。

（5）脉：弦数。

【禁忌】

（1）寒湿证慎用。

（2）凡阴盛格阳、真寒假热者皆禁用。

【适用疾病】

白虎加桂枝汤临床应用治疗类风湿性关节炎、急性痛风性关节炎；轻型系统性红斑狼疮[48]；小儿咳嗽[49]；小儿传染性单核性细胞增多症[50]；慢性鼻窦炎[51]等。

【现代药理研究】

白虎加桂枝汤具有抗炎、解热、止痛、消肿作用[52]；解热镇痛、提高免疫力、抑制骨破坏、促进尿酸排泄[53][54]；改善肾功能，减轻踝关节组织病理损伤[55]等作用。

【医案举隅】

风湿热痹（赵新红医案）

徐某，男，40岁。于1995年2月11日初诊。四肢关节游走性疼痛4个月，无明显晨起僵硬，各关节活动欠灵活，双腕、踝关节红肿，不分手指呈轻度梭形改变，多关节压痛，舌尖红，苔薄黄，脉弦数。实验室检查抗"O"600万单位，类风湿因子阳性，血沉45mm/h。西医诊断为类风湿性关节炎。中医辨为风湿热痹。治以清热通络祛风除湿，方用白虎加桂枝汤加减。处方：桂枝15g，石膏30g，知母15g，甘草6g，海桐皮20g，赤小豆10g，豨莶草10g，忍冬藤15g，蜈蚣2条，姜黄10g，桑枝10g，生地15g，赤芍10g。服药5剂，关节疼痛明显减轻，活动转灵活，再服5剂，各关节活动自如，自觉已不痛，左腕关节消肿。续服4剂，各关节活动基本恢复正常，踝腕关节红肿消退。后予活血通络、祛风除湿之中药调理。

白虎加人参汤

【条文】

下后无汗脉浮者，银翘汤主之；脉浮洪者，白虎汤主之；脉洪而芤者，白虎加人参汤主之。（《温病条辨》中焦13）

形似伤寒，但右脉洪大而数，左脉反小于右，口渴甚，面赤，汗大出者，名曰暑温，在手太阴，白虎汤主之；脉芤甚者，白虎加人参汤主之。（《温病条辨》上焦22）

【组成】

生石膏（研，一两），知母（五钱），生甘草（三钱），白粳米（一合），人参（三钱）。

【使用指征】

（1）大渴引饮，烦躁，无大热，有汗或无汗。

（2）消瘦，食欲下降，精神萎靡。

（3）胸闷气短，头昏眼花。

（4）小便自利或量多。

（5）舌象：舌红少津。

（6）脉：洪大，重按有空虚之感。

【禁忌】

（1）阳虚寒证，阴虚发热者慎用。

（2）表寒未解者禁用。

【适用疾病】

白虎加人参汤用于治疗糖尿病[56]；重症肺炎辅助治疗[57]；糖尿病酮症酸中毒[58]；肿瘤性发热[59]；脓毒症[60]；社区获得性肺炎[61]等疾病。

【现代药理研究】

白虎加人参汤具有抗糖尿病活性，保护2型糖尿病大鼠胰岛细胞，降低T2DM小鼠空腹血糖浓度[62]的作用；改善T2DM大鼠的胰岛素抵抗，抗氧化应激作用[63]；改善肥胖MKR糖尿病小鼠糖脂代谢紊乱，改善肝脏脂肪变性，抑制炎症因子表达[64]等作用。

【医案举隅】

糖尿病（俞芹医案）

患者，男，40岁，2007年4月就诊。因汗出恶风2年而来诊。诊查：汗出恶风，无论昼夜，不分冬夏，口渴多饮，大便干结，体倦乏力，舌红少津，脉沉细。查空腹血糖13.4mmol/L，餐后2小时血糖17.1mmol/L。辨证：燥热津伤证。治法：清泻肺热，生津益气，处方：白虎加

人参汤加减。石膏 30g，知母、黄芪、太子参、天花粉各
15g，甘草 5g。服药 7 剂。汗出大减，口渴多饮，大便干
结诸症亦减。原方加减又服 20 余剂，诸症皆除。

白头翁汤

【条文】

噤口痢，热气上冲，肠中逆阻似闭，腹痛在下尤甚者，
白头翁汤主之。（《温病条辨》下焦 74）

内虚下陷，热利下重，腹痛，脉左小右大，加味白头
翁汤主之。（《温病条辨》中焦 99）

【组成】

白头翁（二两），黄柏（三两），黄连（三两），秦
皮（一两）。

【使用指征】

（1）下痢脓血，赤多白少。

（2）腹痛，里急后重，肛门灼热。

（3）恶心呕吐，渴欲饮水。

（4）舌象：舌红苔黄。

（5）脉：弦数。

【禁忌】

（1）孕妇慎用。

（2）脾胃虚寒者慎用。

（3）寒湿中阻者慎用。

【适用疾病】

白头翁汤用于治疗阴道念珠菌病；溃疡性结肠炎；食管癌；结直肠腺瘤、结直肠癌[65][66]；慢性前列腺炎[67]；急性放射性肠炎[68]等疾病。

【现代药理研究】

白头翁汤具有抑制菌体形态转换,调节免疫Th17细胞,抑制炎症因子表达以清除病原菌以治疗念珠菌感染[69]；恢复肠道正常免疫屏障[70]；恢复肠黏膜机械屏障[71]；恢复肠黏膜生物屏障[72]；恢复肠道化学屏障[73]；抗炎、抗菌、抗肿瘤与调节免疫[74]等作用。

【医案举隅】

1. 痢疾（黄伟康医案）

李某某，男，46岁，因发热、腹泻而入院。自述于入院前两天起发热（38℃），当日大便五六次，至晚腹泻加剧，几至不能离开厕所，大便量少，有红白冻，伴腹痛及里急后重，入院前一天大便次数达五六十次，发病后食欲减退，无呕吐。体检：体温：41℃，脉搏138次/min，神志清，肺正常，血压120/70mmHg，右侧扁桃体肿大，腹软，肝脾未触及，下腹部有压痛。化验：血、尿常规无特殊，大便红细胞+++，白细胞+++，当日大便培养：检出副痢疾费氏志贺氏菌。入院后即给白头翁汤：白头翁30g，黄连6g，黄柏9g，秦皮9g。体温至次日即降至正常，大便红白冻于服药后第二天消失；腹泻腹痛，里急后重，腹部压痛，均于服药第三天后消失，共服白头翁汤6剂，以后大便连续培养 2 次，均为阴性，7 天后痊愈。

2.尿路感染（曾红钢医案）

宋某某，男，31 岁，1983 年 4 月 27 日初诊。患者今年 3 月上旬在笔者所在医院行阑尾切除术后，尿频、尿急、尿黄灼热，尿时阴茎痛甚，小腹灼热月余，曾服呋喃坦啶，肌注庆大等抗生素及中药八正散等方加减治疗罔效。诊查：形体消瘦，情绪抑郁，口苦纳差，两胁不舒，少腹胀满，舌红苔黄微腻，脉细弦数。小便常规：蛋白（±），红细胞（+），白细胞（+）。辨证：肝郁气滞，湿热下注。治法：清热燥湿，行气解郁。处方：白头翁汤加味。据《黄帝内经》中"诸气膹郁，皆属于肺"的理论，故选用白头翁汤清热燥湿的同时，重用桔梗宣肺气解郁，提壶揭盖以利小便。方药：白头翁 15g，秦皮 12g，黄连 5g，黄柏 10g，桔梗 30g。4 剂后诸证消失而愈。尿常规正常。后以知柏地黄汤善后。

鳖甲煎丸

【条文】

疟久不解，胁下成块，谓之疟母，鳖甲煎丸主之。(《温病条辨》下焦 59)

【组成】

鳖甲（炙，十二分），乌扇（烧，三分），黄芩（三分），柴胡（六分），鼠妇（熬，三分），干姜（三分），大黄（三分），芍药（五分），桂枝（三分），葶苈（熬，一分），石苇（去毛，三分），厚朴（三分），牡丹皮（五分），瞿麦（二分），紫葳（三分），半夏（一分），人参（一分），䗪虫（熬，五分），阿胶（炒，三分），蜂窝（炙，四分），赤硝（十二分），蜣螂（熬，六分），桃仁（二分）。

【使用指征】

（1）胁下痞块，触之硬痛，推之不移。

（2）腹胀，食少纳呆。

（3）乏力，消瘦，面色晦暗。

（4）舌象：舌黯无华。

（5）脉：弦细。

【禁忌】

孕妇慎用。

【适用疾病】

鳖甲煎丸用于治疗甲状腺结节[75]；乳腺增生症[76]；慢性乙型肝炎合并肝硬化；非酒精性脂肪性肝炎[77]；难治性肝硬化性腹水[78]；肝癌；冠心病心绞痛[79]等疾病。

【现代药理研究】

鳖甲煎丸具有抑制肝癌的生长、转移以及血管生成的作用，并能改善肿瘤微环境，调节免疫功能[80]，降低炎症因子，调节基质金属蛋白酶-2、血管紧张素-Ⅱ水平，有利于缓解肝纤维化进程，促进患者肝功能恢复[81]；抗动脉粥样硬化作用，调节血脂指标平衡，抑制炎症反应，保护血管内皮细胞等作用[82]。

【医案举隅】

1. 黄褐斑（徐剑平医案）

俞某，女，28岁，离异无子，1995年6月5日初诊。患者面部黄褐斑近3年。伴月经后期量少色暗，烦躁易怒，乳房胀痛，舌质紫、苔薄、脉细弦。证属：肝郁肾亏，血滞经脉，治宜疏肝养阴，化瘀散结，予鳖甲煎丸3g，每日3次，连服3个月。二诊（10月7日）：面色红润，黄褐斑已消退。月经正常，诸症悉愈。随访半年未发。

2. 早期肝硬化（刘瑞华、姜维苓医案）

某男，36岁，患乙型肝炎4年，曾到过多家医院就诊治疗，长期服用中西药物，病情时轻时重，ALT持续不降，于1999年3月来诊。主诉右胁肋疼痛，固定不移，伴有头晕，性情急躁，易怒，纳呆腹胀，小便黄。慢性肝病面容，舌质红，苔薄黄，舌两边有瘀斑，脉弦涩。肝肋下1.5cm，质韧，脾肋下3~4cm，肝区有叩击痛。B超检查，肝光点粗大，脾大5.5cm。肝功能检查，ALT 460U/L；A/G倒置（39/41），HBsAg（＋）。西医诊断：病毒性乙型肝炎，慢性活动性早期肝硬化。中医辨证：肝郁脾虚，气滞血瘀。方用鳖甲煎丸3g，每日3次。服1个月后同时加促肝细胞生长素100mg加入10%葡萄糖注射液静脉滴注1个月，继续服用鳖甲煎丸2个疗程后，临床症状消失，A/G为43/38，ALT恢复正常，肝肋下可及，质软。服用鳖甲煎丸6个疗程后，肝功能检查正常，脾肋下4.0cm。随访至今未复发。

补中益气汤

【条文】

中焦疟,寒热久不止,气虚留邪,补中益气汤主之。(《温病条辨》中焦82)

气虚下陷,门户不藏,加减补中益气汤主之。(《温病条辨》中焦98)

【组成】

炙黄芪(一钱五分),人参(一钱),炙甘草(一钱),白术(炒,一钱),广陈皮(五分),当归(五分),升麻(炙,三分),柴胡(炙,三分),生姜(三片),大枣(去核,二枚)。

【使用指征】

(1)饮食减少,体倦肢软,少气懒言,面色萎黄,大便稀薄。

(2)脱肛、子宫脱垂、久泻久痢、崩漏。

(3)身热自汗、渴喜热饮、气短乏力。

(4)舌象:舌淡。

(5)脉:虚或虚大无力者。

【禁忌】

(1)阴虚发热慎用。

(2)实邪所致发热者尤当忌用。

【适用疾病】

补中益气汤用于治疗呼吸系统疾病，如非小细胞肺癌[83]；消化系统疾病，如慢性萎缩性胃炎[84]；妇科疾病，如多囊卵巢综合征和子宫脱垂等[85][86]；直肠脱垂[87]；感音神经性聋[88]；变应性鼻炎[89]；中老年女性压力性尿失禁[90]；崩漏[91]；肛门坠胀[92]；吉兰巴雷综合征[93]；慢性疲劳综合征[94]；骨质疏松症[95]；早期炎性肠梗阻[96]；子宫切除术后盆底功能修复[97]等。

【现代药理研究】

补中益气汤具有免疫调节、抗肿瘤、抗炎作用及影响胃肠、心功能和肌张力[98]；增强细胞和体液免疫功能[99]等作用。

【医案举隅】

重症肌无力（张静生医案）

患者某，女，55岁，于2009年10月13日初诊。患者6个多月前出现双眼睑不能抬起，视物不清，相继出现下肢无力，咽喉部有狭窄感，5天后出现咀嚼无力，饮水呛咳，呈进行性加重。2009年4月11日于中国医科大学附属医院诊断为重症肌无力。经溴吡斯的明、激素等治疗，症状时轻时重，近日因症状加重，遂来就诊。现症见：双眼上眼睑下垂，抬举无力，视物模糊，伴有复视，全身乏力，咀嚼困难，构音障碍，活动后加重，休息可缓解，口干咽燥，头晕，耳鸣，纳可，睡眠正常，便干，舌边尖红，苔少，脉沉弦细数。胸腺正常，肌电图检查：

重复神经电刺激动作电位波幅递减20%，新斯的明试验（+），AChR-Ab（-）。证属气阴两虚。治以健脾益气、滋肝肾阴。处方：生黄芪50g，当归15g，炒白术15g，枸杞子15g，陈皮15g，女贞子15g，墨旱莲15g，夏枯草30g，生薏苡仁50g，升麻10g，枳壳15g。6剂水煎服，每日1剂。二诊（10月20日）：患者全身乏力、咀嚼困难减轻，构音障碍，视物不清未缓解。上方加木贼15g，白芍15g，再服12剂，诸症缓解。续服30剂后诸症消失，嘱其守方继服，隔日1剂，巩固疗效。

C

承气合小陷胸汤

【条文】

温病三焦俱急，大热大渴，舌燥。脉不浮而燥甚，舌色金黄，痰涎壅甚，不可单行承气者，承气合小陷胸汤主之。（《温病条辨》中焦10）

【组成】

生大黄（五钱），浓朴（二钱），枳实（二钱），半夏（三钱），栝蒌（三钱），黄连（二钱）。

【使用指征】

（1）身大热、口大渴，痰涎壅盛，痰黄稠。

（2）胸闷脘痞，按之则痛。

（3）小便色黄，大便干结。

（4）舌象：苔黄而干燥。

（5）脉：洪大。

【禁忌】

（1）便溏、舌淡者慎用。

（2）孕妇慎用。

【适用疾病】

承气合小陷胸汤用于治疗急性心梗 [100]；急性弥漫性腹膜炎 [101] 等疾病。

【医案举隅】

胸痹（童安荣医案）

许某，男，60 岁。初诊：1989 年 11 月 25 日。主诉：胸闷，心前区持续性刺痛一天，伴心悸、口干、腹胀，大便 5 天未行。诊查：心率 136 次 /min，律不齐，可闻及早搏，每分钟 6~8 次，心电图示：急性前壁心肌梗死伴室上性心动过速而收住入院，舌质紫暗、苔黄腻、脉滑数。中医辨证：痰阻气滞血瘀，上焦痰热壅甚，中、下焦腑气不通。治宜清热通腑，理气豁痰，活血化瘀。拟方如下：生大黄、黄连各 6g，川厚朴、红花、川芎、蒲黄、五灵脂各 10g，枳实、全瓜蒌、苦参各 15g，半夏、赤芍各 12g，当归 20g，加水 700mL，煎至 200mL 口服，每日 3 次，两天内服完 3 剂。同时用 50% 葡萄糖 40mL 加西地兰 0.4mg 静推，早晚 10 小时各 1 次后停用。5% 葡萄糖 250mL 加复方丹参液 20mL 静滴，每日 1 次。

二诊（1989 年 11 月 28 日）：仍胸痛，大便已解，腹胀减轻，舌苔仍黄腻，脉滑，继用前法。制大黄 8g，厚朴、白芍、赤芍、蒲黄各 10g，枳实、半夏各 12g，全瓜蒌、苦参各 15g，当归 18g，五灵脂 6g，黄连 3g，水煎常规服 4 剂。

三诊（1989 年 12 月 2 日）：胸闷疼痛止，心悸症状消失，大便正常，听诊心率 82 次 /min，律不齐，舌质紫、黄腻苔已退，脉弦。虑其余热有伤阴之势故改用清热养阴，活血化瘀方。并停用液体。沙参、丹参各 15g，麦门冬、竹叶各 12g，莲子心、赤芍、红花、五灵脂、蒲黄、苦参各 10g。水煎常规服 7 剂。

四诊（1989 年 12 月 7 日）：胸闷疼痛再未发作，心电图示：前壁心肌梗死恢复期，在上方基础上加五味子 10g，砂仁 6g，继服 4 剂后病情好转出院。

原按：本病患者主要为痰湿从阳化热，阻塞气机，表现为痰热壅盛与阳明腑实俱急，故用小陷胸汤泄浊豁痰，小承气汤理气泄热，并佐以活血化瘀之品以通络止痛。在便通热解后，改用养阴清热，活血化瘀之剂收功。

D

大承气汤

【条文】

面目俱赤,语声重浊,呼吸俱粗,大便闭,小便涩,舌苔老黄,甚则黑有芒刺,但恶热,不恶寒,日晡益甚者,传至中焦,阳明温病也。脉浮洪躁甚者,白虎汤主之;脉沉数有力,甚则脉体反小而实者,大承气汤主之。暑温、湿温、温疟,不在此例。(《温病条辨》中焦1)

阳明温病,面目俱赤,肢厥,甚则通体皆厥,不瘛疭,但神昏,不大便,七八日以外,小便赤,脉沉伏,或并脉亦厥,胸腹满坚,甚则拒按,喜凉饮者,大承气汤主之。(《温病条辨》中焦6)

热邪传里,中有坚结者。(《温疫论》上卷)

【组成】

大黄(六钱),芒硝(三钱),浓朴(三钱),枳实(三钱)。

【使用指征】

(1)剧烈腹痛,腹胀,坚满拒按。

(2)日晡潮热或发热,手足溅然汗出。

(3)面红目赤,语声重浊,息粗,口舌干燥。

(4)神昏谵语,烦躁,或神志失常。

（5）小便赤涩，大便秘结或黏液脓血便。

（6）舌象：舌苔黄燥起刺，或焦黑燥裂。

（7）脉：滑数或沉实有力。

【禁忌】

（1）凡气虚阴亏，燥结不甚者慎用。

（2）年老体弱者慎用。

（3）孕妇禁用。

【适用疾病】

大承气汤用于治疗急性胰腺炎[102]；慢性功能性便秘[103]；结肠术后肠梗阻[104]；脓毒症相关疾病[105]；急性肝损伤[106]；还可以治疗中风脑水肿患者出现的兼症[107]等。

【现代药理研究】

大承气汤具有抗炎[108]，免疫调节功能[109]，肠屏障保护[110]，肠道菌群平衡[111]，增强胃肠动力[112]等作用。

【医案举隅】

积滞下利（曹颖甫医案）

陈某，男，16岁。因饮食失常，外加风寒及饥餐冷饭，导致腹痛拒按，常自下利，色黑，身不热，口渴，脉象滑大，十余日未治。诊断为积滞下利，用大承气汤。大黄四钱、枳实四钱、芒硝二钱。因家贫未加厚朴。服用该方一剂，大下三次黑粪，利止而愈，不须再诊。

原按：此病案见下利色黑。此患因肠腑气机受阻郁而化热，大便内结，热邪内结肠腑糟粕，大肠失其传导之职而见下利；糟粕实邪停留肠腑则见腹痛拒按；热邪内结肠腑则见脉象滑大伴口渴；热邪结于内则见身外无热。根据脉证诊断为肠中邪热积滞下利，非虚性下利，里有糟粕内结，后导致下利黑水。若见利止利，下利太久恐耗伤人体正气。曹颖甫先生见病知源，治病求本，故用大承气汤去积滞。恐其母担忧，遂告知，服此方暴下比前更甚，才可治愈。方中大黄主肠间结热；芒硝气薄但味厚，其性质沉而降，属阴，可去实热；枳实消满理气。此病案治法为通因通用之法，即用通利性药物治疗具有通泄症状的疾病，属于中医反治法。

大定风珠

【条文】

热邪久羁，吸烁真阴，或因误表，或因妄攻，神倦瘛疭，脉气虚弱，舌绛苔少，时时欲脱者，大定风珠主之。（《温病条辨》下焦16）

治温热烁阴，或误表妄攻，神倦瘛疭，脉气虚弱，舌绛苔少，时时欲脱者。（《时病论》）

【组成】

生白芍（六钱），阿胶（三钱），生龟板（四钱），干地黄（六钱），麻子仁（二钱），五味子（二钱），生牡蛎（四钱），麦门冬（连心，六钱），炙甘草（四钱），鸡子黄（生，二枚），鳖甲（生，四钱）。

【使用指征】

（1）肢体拘挛或强直，抽搐时轻时重。

（2）精神疲惫，面容憔悴，面色萎黄或时有潮红。

（3）虚烦低热，手足心热，易汗出。

（4）形体消瘦，口咽干燥。

（5）舌象：舌绛少津，少苔或无苔。

（6）脉：虚弱，有时时欲脱之势。

【禁忌】

若阴液虽亏而邪热犹盛者，非其所宜。《温病条辨》卷三指出："壮火尚盛者，不得用定风珠、复脉。"

【适用疾病】

大定风珠临床应用于帕金森病及帕金森病伴见便秘[113][114]；肝癌晚期[115]等疾病。

【现代药理研究】

大定风珠具有减轻DA能神经元的神经毒性[116]，抗氧化应激缓解帕金森伴有疼痛[117]，降低氧化应激指标水平和血清PARK7，提高抗氧化指标水平、神经营养因子（NT-3）[118]，改善骨矿物质代谢紊乱[119]，通过cAMP信号通路、多巴胺能神经突触通路、Th17细胞分化通路等通路，对帕金森病的细胞多途径干预[120]等作用。

【医案举隅】

手颤（吕建光医案）

郭某，男，52岁，教员。1982年3月29日就诊。自述头痛头晕4年，双手颤抖1年，近来加重。患者平素情绪暴躁，喜饮酒，嗜食肥甘厚腻之味。从 1978 年秋季起始感头痛眩晕，睡眠欠佳，头重脚轻如醉酒之状，当即测得血压 186/114mmHg，化验血胆固醇 325mg，曾经某医院诊断为动脉硬化、高血压，经服用牛黄降压丸、烟酸肌醇酯、益寿宁等降血脂、降血压药物，病症有所减轻，但常因情绪不佳或饮酒而加重。于 1 年前又出现双手颤抖不已，伸直或写字时颤抖加重，拿东西自觉无力，十分苦恼，无力工作，生活不能自理，但无肢体疼痛之感。曾在某市医院诊断为功能性震颤、神经性震颤等，曾用镇静等药物奏效。现病史：症见头痛如掣，眩晕如坐车船，旋转不定，视物模糊，周身乏力，双手不由自主颤抖，难以抑制，写字吃饭均不方便，同时伴有少寐多梦，急躁善怒，耳鸣，口苦咽干，肢体麻木，下肢时有拘急，肌肉瞤动，便干溲赤，舌红苔少而干，脉弦数，左尺脉见细弱。证属肝肾亏乏，阴虚阳亢，引动肝风。治宜滋阴潜阳，平肝息风。方用大定风珠加减：阿胶 10g（烊化），生龟板 15g，生地黄 18g，鳖甲 15g，石决明 30g（先煎），钩藤 24g（后下），天麻 10g，怀牛膝 10g，菊花 10g，全蝎 10g，僵蚕 10g，白芍 24g，鸡子黄 2 枚。水煎服。

二诊（1982 年 4 月 3 日）：服上方 4 剂，双手颤抖，头痛头晕稍减轻，仍觉烦躁不安，少寐多梦，肌肉瞤动、麻木，守前方加炒酸枣仁 24g，山茱萸 15g，何首乌 15g，黄芪 24g，当归 12g。

三诊（1982 年 4 月 10 日）：继服 7 剂后，手颤大有好转，其右手能勉强写字，但字体歪斜，耳鸣仍存在，故原方加石菖蒲15g。

服用上方共27剂，已获痊愈，手无颤抖，身体趋于康复。再拟上方4剂，以巩固之。同年7月15日随访手颤未曾复发，身体健康。

大黄附子汤

【条文】

寒疝脉弦紧，胁下偏痛发热，大黄附子汤主之。（《温病条辨》下焦53）

【组成】

大黄（五钱），熟附子（五钱），细辛（三钱）。

【使用指征】

（1）腹痛剧烈，拒按。

（2）精神萎靡，面色晦滞无华。

（3）汗出恶寒，手足不温。

（4）舌象：舌苔白腻，舌面干，舌质坚老。

（5）脉：弦紧。

【禁忌】

（1）脾胃虚弱者，或气血两虚者慎用。

（2）孕妇禁用。

【适用疾病】

大黄附子汤用于治疗脓毒症伴胃肠功能障碍[121]；肠

梗阻；急性胃肠损伤[122]；糖尿病肾病[123]；脓毒症伴胃肠功能紊乱[124]；阑尾炎[125]；便秘[126]等疾病。

【现代药理研究】

大黄附子汤具有抗炎、保护肠道结构[127]，改善肾功能[128]等作用。

【医案举隅】

阳痿（闫云科医案）

刘某，28岁。有泄泻夙疾，婚后不久，阳痿不振，龟头发冷。补肾壮阳之品，虽已多服，终不见效。观其面色淡黄，神态萎靡，舌质淡红，苔白厚腻。询知泄泻日三五行，便前肠鸣腹痛，稍冷或食多则痛泻加剧。切其脉，脉象沉弦。诊其腹，脐左拒压。《素问·痿论》云："阳明虚则宗筋纵。"言阳痿与脾胃有关。盖脾胃为后天之本，生化之源，肾精赖以滋养补充。脾虚失运，或胃有积滞，皆可致宗筋失养而痿。结合脉证观之，中医辨证：寒湿内积，运化障碍。脾与胃升降失职而腹痛泄泻，气和血生化障碍致宗筋失养，故而一蹶不起。并非肾阳虚弱，命门火衰，故补肾壮阳。非但不效，反有助邪之弊。治宜通因通用，温下荡积，先调脾胃，后议阳痿。拟大黄附子汤加味：大黄10g，附子10g，细辛6g，白芍15g，甘草5g，二剂嘱禁饮酒，少肥甘。药后下泻秽物十余行，腹痛减轻。继服2剂，又下秽物甚多。神疲不再，胃纳增加，偶有腹痛，大便日一二行。脾运胃纳已趋正常，自能化生气血，滋养宗筋。今仍龟头寒冷，不能勃起者，乃久病阴阳不和也。桂枝加龙骨牡蛎汤，为《金匮要略》调和阴阳，治疗失精之方，用治阳痿，同一理也。拟：桂枝 10g，白芍 10g，甘草 6g，龙骨 30g，牡蛎 30g，白术 15g，茯苓 10g，生姜 10 片，红枣 10 枚。连服 7 剂，痛泻痊愈，龟头不再畏冷，阳痿亦有好转。嘱其续服 7 剂，半年后喜来相告，妻已怀孕。胁下偏痛，发热，其脉紧弦，此寒也，以温药下之，宜大黄附子汤。

导赤承气汤

【条文】

阳明温病，下之不通，其证有五：应下失下，正虚不能运药，不运药者死，新加黄龙汤主之。喘促不宁，痰涎壅滞，右寸实大，肺气不降者，宣白承气汤主之。左尺牢坚，小便赤痛，时烦渴甚，导赤承气汤主之。邪闭心包，神昏舌短，内窍不通，饮不解渴者，牛黄承气汤主之。津液不足，无水舟停者，间服增液，再不下者，增液承气汤主之。（《温病条辨》中焦 17）

【组成】

赤芍（三钱），细生地（五钱），生大黄（三钱），黄连（二钱），黄柏（二钱），芒硝（一钱）。

【使用指征】

（1）身热，腹满，心烦口渴。

（2）大便不通，小便涓滴不畅，溺时疼痛，尿色红赤。

（3）舌象：舌红苔黄。

（4）脉：左尺牢坚。

【禁忌】

（1）中病即止，防伤阴液。

（2）孕妇禁用。

【适用疾病】

导赤承气汤用于治疗散发性脑炎[129]、多发性脑梗或其他中风患者并发麻痹性肠梗阻；急性肾盂肾炎、急性泌尿系统感染、尿路感染[130]等疾病。

【现代药理研究】

导赤承气汤具有减轻肾盂黏膜下及间质区中性粒细胞及淋巴细胞浸润、毛细血管扩张、充血及间质水肿，有一定的肾保护作用，还具有抑菌抗炎，增强尿道局部免疫功能[131]等作用。

【医案举隅】

散发性脑炎（王俊国医案）

苏某，男，41 岁。农民。初诊：1984 年 10 月 19 日。患者于 10 月 10 日起病，当地县医院曾按"脑血栓形成"治疗 8 天不效，继而出现精神异常，意识不清，走路不稳，向左偏斜，乃来住院治疗。脑电图检查：广泛轻度异常。脑脊液例规：无色透明，潘氏试验阳性，淋巴细胞 80%，分叶形 20%，细胞总数 21/mm³，白细胞 19/mm³，红细胞 2/mm³。生化检查：糖 39.2mg%，蛋白 48mg%，氯化物 750mg，西医诊断为"散发性脑炎—精神障碍型"。经用激素、抗生素和抗病毒等治疗半月余效仍不著，请中医会诊。症见发烧（体温 37.8℃），神志昏蒙，偶有清醒，计算、理解均很困难，喝水反呛，不能进食（保留胃管），舌伸受限，失语，左侧肢体轻瘫，躁扰不宁，小便失禁，大便秘结，舌质红绛，苔黄厚燥，脉沉数有力。辨证属阳明气分，腑热燥结，治宜通下热结，选用导赤承气汤加味。处方：赤芍 15g，生地 30g，生大黄 15g，黄连 9g，黄柏 9g，芒硝 9g，栀子 9g，牡丹皮 9g，麦门冬 15g，甘草 6g，3 剂。药后大便泻下黑色燥矢，腑气畅通，身微汗出，而发烧、喝水反呛顿减。药既见效，续进 3 剂。患者神清语利，计算力、理解力大有进步，食欲大振，厚苔亦退，二便及四肢活动渐复如常。惟觉身软、自汗出，守原方减量去芒硝以祛余邪，加太子参 30g、沙参 15g，扶胃气养津液，调治周余乃愈。

冬地三黄汤

【条文】

阳明温病，无汗，实证未剧，不可下，小便不利者，甘苦合化，冬地三黄汤主之。（《温病条辨》中焦 29）

【组成】

麦门冬（八钱），黄连（一钱），苇根汁（半酒杯，冲），元参（四钱），黄柏（一钱），金银花露（半酒杯，冲），细生地（四钱），黄芩（一钱），生甘草（三钱）。

【使用指征】

（1）无汗，精神不振，饮食减少，口渴思饮。

（2）小便短涩、疼痛不利。

（3）舌象：舌干红，苔黄燥。

（4）脉：细数。

【禁忌】

兼有湿邪者慎用本方，以防本法所用药物有寒凉之弊。

【适用疾病】

冬地三黄汤临床应用于慢性阻塞性肺疾病继发肺部真菌感染[132]；口腔溃疡[133]；氟康唑不良反应[134]；COPD继发白色念珠菌感染[135]；流行性出血热的少尿期[136]；多种皮肤科疾病，如湿疹、泛发性神经性皮炎、多发性疖肿[137]；胃癌术后化疗反应[138]；Sjjogren's综合征[139]；黄疸[140]；烧烫伤后的内治[141]；放射性胃炎[142]等疾病。

【现代药理研究】

冬地三黄汤具有降低血清肌酐及尿素氮，改善肾功能[143]等作用。

【医案举隅】

癃闭（唐开华医案）

付某，女，71岁。初诊：1991年4月20日。患者住院于某医院（医院病案略）。因患慢性支气管炎、肺气肿、肺源性心脏病、慢性肾炎、尿毒症昏迷，经该院抢救神志清楚，唯尿闭未除，16天来一直沿用导尿管排尿，但每天尿量甚少且伴血液。证见精神不振，面色暗黑，纳差，尿量少而色红，大便量少，舌质红光剥，脉沉细略数。证属肺胃蕴热，津液亏损，勉与甘苦合化阴气利小便法。

嘱在服中药时去除导尿管。处方用冬地三黄汤加减：生地黄 20g，麦门冬 10g，元参 10g，芦根 10g，黄连 3g，黄芩 3g，黄柏 3g，琥珀（冲）3g，石斛 10g，1 剂。

二诊：服药后于当夜 12 点钟自行排尿，要求再剂。后经中药调理小便功能正常而出院。

原按：本例患者因罹患慢性肾炎、尿毒症神昏，经抢救神清而尿闭未除。中医属"癃闭"范畴，舌红光剥，脉沉细而略数，属津液亏损，肺胃蕴热，小肠结热所致，用甘苦合化阴气利小便法而愈，正如吴氏在暑温案按语中指出："甘苦合化阴气利小便法举世不知，在温热门中诚为利小便之上上妙法。盖热伤阴液，小便无由生，故以甘润益水之源，小肠火腑非苦不通，为邪热所阻，故以苦药泻小肠而退邪热，苦得甘不呆滞，甘得苦则不刚燥，合而成功也。"

断下渗湿汤

【条文】

久痢带瘀血，肛中气坠，腹中不痛，断下渗湿汤主之。（《温病条辨》下焦 66）

【组成】

樗根皮（炒黑，一两），生茅术（一钱），生黄柏（一钱），地榆（炒黑，一钱五分），山楂肉（炒黑，三钱），金银花（炒黑，一钱五分），赤苓（三钱），猪苓（一钱五分）。

【使用指征】

（1）下痢时发时止，迁延不愈。

（2）腹中热，不痛，而有里急后重感。

（3）肢体酸楚，疲乏。

（4）小便时赤，大便次数增多，夹有赤白黏冻，肛门有下坠感。

（5）舌象：舌红，苔厚微黄。

（6）脉：滑数。

【禁忌】

脾胃虚寒者慎用。

【适用疾病】

断下渗湿汤临床用于治疗带下疾病[144]；久痢[145]等疾病。

【医案举隅】

久痢（王铿藩、庄希贵医案）

严某某，男，34岁。饮食业职工，1963年6月21日就诊。宿患胃痛疾。去年7月间，因天热恣食冰棒，初觉脘腹不舒，继则大便下血，一日数次。后大便逐渐稀黏，转成赤白痢。虽然下痢，但饮食、睡眠均好，精神亦佳，而且下痢之后，胃痛宿疾竟告消失，自认为热火下泄，因此不以为意。迁延至今年5月间，因每日下痢次数逐渐增加，精神亦感疲乏，始行就医。初由西医治疗，数天未见瘥减，后改就中医诊治，服药数剂亦无见效。初就诊时，诉述下痢一日10余次，其色赤白相兼，质稠黏。腹中觉热，不痛，而有里急后重感。

肢体酸楚，纳食尚佳，小便时赤。诊脉滑数，舌质红苔厚微黄。当时诊断为湿热久蕴，下迫为痢。治拟清热利湿解毒导滞。初用芩芍汤、白头翁汤等加减治疗数剂不效。治宜苦涩断下、通导兼升举之法，与断下渗湿汤加味。处方：樗根皮30g（炒黑），山楂炭9g，猪苓9g，地榆炭、金银花炭、赤苓各4.5g，莪术、黄柏、葛根、大黄各3g，苦参子30粒（去壳分吞）。上药速服3剂，每日1剂，大便正常，肛门灼坠、肢体酸楚均除，但中脘微有不适。虑苦寒太过，胃气受碍，故第四日去苦参子、大黄、葛根，加淮山药、扁豆。第五日用参苓白术散加樗根皮、山楂炭，续服3剂而安。

E

二甲复脉汤

【条文】

热邪深入下焦，脉沉数，舌干齿黑，手指但觉蠕动，急防痉厥，二甲复脉汤主之。（《温病条辨》下焦13）

【组成】

炙甘草（六钱），干地黄（六钱），生白芍（六钱），麦门冬（不去心，五钱），阿胶（三钱），火麻仁（三钱），生牡蛎（五钱），生鳖甲（八钱）。

【使用指征】

（1）形体消瘦，皮肤干皱，目陷眼迷，齿燥色如枯骨，齿上积垢。

（2）呕逆声微，两颧红赤，四肢厥逆，手指蠕动，甚则心中作痛。

（3）神倦瘛疭，口舌干燥。

（4）舌象：舌绛少苔或光绛无苔。

（5）脉：细促或脉细欲绝。

【禁忌】

邪热炽盛引起的惊厥、抽搐不宜使用。

【适用疾病】

二甲复脉汤临床应用于治疗干燥综合征、抽搐[146]等疾病。

【现代药理研究】

二甲复脉汤具有降低血浆脂蛋白（α）作用，能够增加纤溶酶原活化，减少血栓形成[147]。

【医案举隅】

干燥综合征（熊继柏医案）

孔某，女，46岁，长沙市人。门诊病例。初诊（2004年8月22日）：诉常觉眼睛干涩，口中唾液分泌量少，咽部也觉干燥，阴道分泌物少，阴部干涩，同房时阴部涩痛，大便干结。病及数月，多方求治。西医诊断为干燥综合征，用药后无明显改善。诊见唇干，口中少津，舌淡红，舌面粗糙，苔薄黄，脉细数。辨证：阴虚内燥。治法：滋阴清热。处方：增液汤合大补阴丸加火麻仁：玄参20g，生地黄20g，麦门冬30g，熟地黄20g，炒龟板30g，知母15g，黄柏10g，火麻仁15g。15剂，水煎服。

二诊（2004年10月6日）：眼睛、口咽及阴部干涩症状已明显减轻。诊见舌红，苔薄黄，脉细。此时虚火已消，着力增液养阴。拟增液汤合二甲复脉汤：玄参20g，生地黄20g，麦门冬30g，熟地20g，白芍10g，黑芝麻15g，炒龟板30g，炒鳖甲20g，枸杞子30g，炙甘草10g，阿胶15g（烊化）。15剂，水煎服。

三诊（2004年10月20日）：诸症明显减轻。诊见舌红，苔薄白，脉细。遂予上方再进15剂，病愈。

F

附子粳米汤

【条文】

自利不渴者属太阴，甚则哕（俗名呃忒），冲气逆，急救土败，附子粳米汤主之。（《温病条辨》中焦95）

【组成】

人参（三钱），附子（二钱），炙甘草（二钱），粳米（一合），干姜（二钱）。

【使用指征】

（1）腹中雷鸣切痛，胸胁逆满，呃逆。

（2）四肢不温，口淡不渴。

（3）小便清长，大便泄泻。

（4）舌象：苔白滑。

（5）脉：弦细而迟。

【禁忌】

孕妇、高热以及阳热过盛者禁用。

【适用疾病】

附子粳米汤用于治疗癌性疼痛[148]；卵巢癌恶性腹水[149]；腹痛[150]等疾病。

【现代药理研究】

附子粳米汤具有镇痛等作用[151]。

【医案举隅】

1. 肠梗阻（张锡纯医案）

杨某，女，18岁，农民。患者于1982年11月因阑尾脓肿行盆腔引流术，出院后2个月余，出现饭后腹痛、呕吐，右下腹麦氏点有反跳痛、压痛，右足不能伸，经注射阿托品、口服颠茄片、氯霉素等，1天后症状加重。现症见：腹痛、腹胀、恶心、呕吐，右下腹有如拳大之肠型，腹肌紧张，有明显压痛。X线可见回盲部锐角行成，肠腔极度充气，有液平面。西医诊断：粘连性肠梗阻，经禁食、输液，注射盐酸哌替啶（杜冷丁）、抗生素1天，腹胀不减。运用附子粳米汤水煎服，10剂后痊愈。

2. 肠功能紊乱（刘渡舟医案）

周某，女，65岁。1994年3月28日初诊。患者腹中绞痛，气窜胁胀，肠鸣辘辘，恶心呕吐，痛则欲便，泻下急迫，便质清稀。西医诊断为肠功能紊乱，服药后效果不显。病延20余日，经人介绍转诊。其人身凉肢冷、畏寒喜暖，腹痛时，则冷汗淋漓，心慌气短，舌淡而胖，苔腻而白，脉沉而缓。综观脉证，辨为脾胃阳气虚衰，寒邪内盛。治用附子粳米汤温中止痛，散寒降逆。处方：附子12g，半夏15g，粳米20g，炙甘草10g，大枣12枚，服3剂，痛与呕减轻，大便成形。又服2剂病基本而愈。改投附子理中汤以温中暖寒，调养十余日，即康复如初。

G

瓜蒂散

【条文】

太阴病得之二三日，心烦不安；痰涎壅盛，胸中痞塞欲呕者，无中焦证，瓜蒂散主之，虚者加参芦。(《温病条辨》上焦14)

【组成】

甜瓜蒂（一钱），赤小豆（研，二钱），山栀子（二钱）。

【使用指征】

（1）胸中烦躁不安，痰涎壅盛，恶心欲呕，欲吐不吐。

（2）胸膈痞塞，欲食不能食，欲饮不能饮。

（3）舌象：苔白腻。

（4）脉：寸脉微浮。

【禁忌】

若痰浊不在胸膈，或体虚、孕妇、失血及溃疡病者均宜慎用或禁用。

【适用疾病】

瓜蒂散临床用于治疗肝炎[152]；头痛[153]；肝硬化、黄疸[154]；中毒[155]；酒精依赖症[156]等疾病。

【现代药理研究】

瓜蒂散具有升高大脑皮层去甲肾上腺素含量[157]，刺激胃黏膜的感觉神经，反射性兴奋呕吐中枢[158]等作用。

【医案举隅】

失语（唐祖宣医案）

周某某，女，41岁。1972年4月25日初诊。患雷诺氏病已3年，每遇寒冷则作。经服温阳和活血化瘀药物，肢端痉挛好转，供血改善。近因惊恐而致失语，四肢紫绀加重，厥冷如冰，时呈尸体色。经先后用低分子右旋糖酐和镇静药物，以及中药宁心安神、祛痰开窍之剂无效。饮食不进，卧床不起。证见面色苍白，精神呆滞，不能言语，以笔代言，胸闷烦躁，欲吐不能，肢冷色白，舌白厚腻，脉滑有力，两寸独大。此痰浊壅塞上脘，急则治其标，先宜涌吐痰浊。处方：瓜蒂、赤小豆、白矾各9g，水煎服。服后先吐浊痰碗余，继则泻下秽臭溏便，遂即能言，肢冷好转，而雷诺氏现象亦减轻。

原按：惊恐之后，脏腑功能失调，痰浊内生，阻塞于上，则胸闷烦躁，两寸独盛；清窍被蒙则语言难出；痰浊壅塞，阳郁不达，则四肢厥冷。状似阳微寒盛，而实非也。"邪气加诸身，速攻之可也"，故以瓜蒂散加味投之，果获良效。

桂枝汤

【条文】

太阴风温、温热、温疫、冬温，初起恶风寒者，桂枝汤主之。（《温病条辨》上焦4）

【组成】

桂枝（三两，去皮），芍药（三两），甘草（二两，炙），生姜（三两，切），大枣（十二枚，擘）。

【使用指征】

（1）自汗，恶风，发热或自觉热感。

（2）上冲感，动悸，肌肉痉挛拘急。

（3）舌象：舌质淡红或暗淡，苔薄白。

（4）脉：浮，或弱，或缓，或数，或大而无力。

【禁忌】

（1）禁生冷、黏滑、肉面、五辛、酒酪、恶臭等食物。

（2）若其人脉浮紧，发热汗不出者，不可与之。

（3）若酒客病，不可与桂枝汤。

（4）阳盛者慎用。

【适用疾病】

桂枝汤用于治疗慢性咳嗽[159]；类风湿性关节炎[160]；

过敏性鼻炎[161]；产后荨麻疹[162]；肝癌晚期合并腹水[163]；贫血痔术后恢复期[164]；妊娠剧吐[165]；慢性心力衰竭[166]；小儿反复外感[167]；颈椎病[168]；围绝经期综合征[169]；小儿肺炎[170]；小儿神经性尿频[171]等疾病。

【现代药理研究】

桂枝汤具有抗炎[172]，抗氧化应激及抑制凋亡[173]，调节脂代谢[174]，抑制胆碱能性质转化[175]，促发汗[176]，体温双向调节[177]，胃肠运动双向调节[178]，降压[179]，抗菌[180]，抗病毒[181]，降血糖[182]等作用。

【医案举隅】

1. 小儿感冒（胡淑萍医案）

李某，女，10岁。素体虚胖，2019年12月24日初诊。患儿发热1日，体温最高达39.5℃，每日4~5次热峰，无咳嗽咳痰，无鼻塞流涕，无寒战，无咽痛，无汗出，四肢酸痛，周身乏力，查血常规WBC：5.32×10^9/L，HGB：110g/L，C反应蛋白（-），流感病毒检测甲流（+），诊为"流行性感冒"，予美林退热及奥司他韦颗粒抗病毒治疗，服药3日后热退，但汗出明显，遂来我院就诊。就诊时诉夜间及活动后汗出明显，浸湿衣被，全身乏力，干咳少痰，无咽痛，食欲下降明显，小便少，大便2日未行，舌尖边红、苔白，脉细数。西医诊断：流行性感冒，中医辨证：里热未清，表虚不固证，治以固表止汗，兼清里热，方药：桂枝汤加减，桂枝6g，白芍10g，黄芪30g，白术10g，大青叶10g，防风10g，紫菀10g，款冬花10g，山药10g，生姜 10g，炙甘草 6g，大枣 5 枚。嘱患者服药后卧床休息，微微发汗即可。每日 1 剂水煎服，早晚温服。患儿服药 1 剂后汗出明显减轻，全身乏力较前好转，咳嗽较前减轻，纳可，便调，舌尖红、苔白，脉数。谨守前方，2 剂告愈。

2. 营卫不和（刘渡舟医案）

李某某，女，53 岁。患阵发性发热汗出 1 年余，每天发作 2~3 次。前医按阴虚发热治疗，服药 20 余剂无效。问其饮食、二便尚可，视其舌淡苔白，切其脉缓软无力。辨为营卫不和，卫不护营之证。当调和营卫阴阳，用发汗以止汗的方法，为桂枝汤：桂枝 9g，白芍 9g，生姜 9g，炙甘草 6g，大枣 12 枚，2 剂。服药后，吸热稀粥，覆取微汗而病愈。

桂枝姜附汤

【条文】

寒湿伤阳，形寒脉缓，舌淡，或白滑不渴，经络拘束，桂枝姜附汤主之。（《温病条辨》上焦 49）

【组成】

桂枝（六钱），干姜（三钱），白术（生，三钱），熟附子（三钱）。

【使用指征】

（1）头身困重，关节疼痛，屈伸不利。

（2）无汗，口淡不渴，形寒肢冷。

（3）面肢水肿，肢体沉重。

（4）舌象：舌淡，苔白滑。

（5）脉：缓或濡。

【禁忌】

（1）阴虚火旺者禁用。

（2）湿热内盛者禁用。

（3）孕妇禁用。

【适用疾病】

桂枝姜附汤用于治疗湿温初起、脱疽[183]等疾病。

【医案举隅】

湿温初起（蒲梵医案）

黄某，男，56岁。初诊：1992年，患者出现怕冷，周身酸痛无力，头昏，胸闷不饥，气短，舌淡苔白微腻，不渴，小便清长，不发热。他医以湿温治疗，病情不见转机。1个月后根据症状诊断为寒湿，以桂枝姜附汤：桂枝10g，干姜20g，附子35g，白术30g，服2剂治愈。

原按：患者本为寒湿病，属阴邪，寒伤表阳，所以形体怕冷，舌质淡或白滑，不渴，脉象缓慢。湿滞经络，故身体经脉拘挛不能屈伸之象，证属阳虚，故用桂枝姜附汤治疗。以干姜、附子温中祛寒，白术燥湿运脾，桂枝通行表阳，湿去阳振，诸症痊愈。

H

厚朴草果汤

【条文】

舌白脘闷，寒起四末，渴喜热饮，湿蕴之故，名曰湿疟，厚朴草果汤主之。（《温病条辨》中焦85）

【组成】

厚朴（一钱五分），杏仁（一钱五分），草果（一钱），半夏（二钱），茯苓块（三钱），广陈皮（一钱）。

【使用指征】

（1）疟疾发作时恶寒从四肢开始，口渴喜热饮。

（2）胸闷脘痞，神疲肢倦。

（3）舌象：苔白腻。

（4）脉：弦迟。

【禁忌】

（1）孕妇慎用。

（2）津亏便秘者慎用。

【适用疾病】

厚朴草果汤用于治疗疟证等疾病。

【医案举隅】

疟证（张秉成医案）

夫疟之一证，多因伏暑所致。然暑必兼湿，若脾胃湿盛之人受之者，发则以上等证作矣。故虽热渴，而仍欲热饮也。治之者，当以苦辛温之法以化之，使湿化则暑无依附，而病自愈耳。草果辛温香燥，气猛而刚，能治太阴独胜之寒，可化脾部稽留之湿；助以半夏、茯苓之燥，厚朴、广陈皮之散以佐之；湿阻则周身气机皆滞，肺主一身之气，故以杏仁开其肺，使之清肃下行，其湿焉有不去者乎。

黄连阿胶汤

【条文】

少阴温病，真阴欲竭，壮火复炽，心中烦，不得卧者，黄连阿胶汤主之。（《温病条辨》下焦 11）

春温内陷下痢，最易厥脱，加减黄连阿胶汤主之。（《温病条辨》中焦 97）

【组成】

黄连（四钱），黄芩（一钱），阿胶（三钱），白芍（一钱），鸡子黄（二枚）。

【使用指征】

（1）心中烦，不得眠。

（2）出血倾向或诸血症，或久痢脓血，或便血，或崩漏，或肌衄。

（3）面色苍白、精神萎靡、口燥咽干、手足心热、耳鸣头昏、小便短黄、口舌糜烂。

（4）心下痞、腹痛。

（5）舌象：舌质红或深红、苔黄薄或花剥、起裂。

（6）脉：细数。

【禁忌】

脾胃虚寒者及痰湿体质人群应慎用。

【适用疾病】

黄连阿胶汤用于治疗失眠[184]；月经后期[185]；心血管神经症[186]；更年期综合征睡眠障碍[187]；先兆流产并发绒毛膜下血肿[188]；冠心病[189]；抑郁症[190]；痢疾[191]；糖尿病[192]；焦虑症[193]等疾病。

【现代药理研究】

黄连阿胶汤具有提高5-HT系统活性并调节肠道优势菌群作用[194]，调节氧化应激、炎症因子和神经营养因子[195]，减少心肌氧化、增强心肌收缩力[196]等作用。

【医案举隅】

胎漏（黄煌医案）

陈某，女，已连续流产2次。现症见：早孕60天左右时下身见红，面白唇红，呕吐频频，入夜难寐，脉数滑。处方：黄连3g，黄芩6g，白芍15g，阿胶15g（另用黄酒蒸化后入汤液），每日1剂水煎服。二诊：出血顿止，妊娠呕吐减轻，心跳降至正常。

原按：黄连阿胶汤是《伤寒论》方，由黄连、黄芩、芍药、阿胶、鸡子黄组成，经典方证为"心中烦，不得卧"；后世除用来治疗热病后的失眠外，还用于治疗便血、崩漏、紫癜等。在妇科上，黄煌教授多用来治疗经间期出血、月经过多、黄体功能不全的漏下、先兆流产等，其方证以失眠、烦热、出血、脉滑数、舌红为特征。就诊治经验而言，大多数患者表现为皮肤细腻白净而且嘴唇鲜红，舌质也红。该方中的鸡子黄，入药不便，嘱患者每天食用1~2个新鲜的溏心鸡蛋。

黄芩滑石汤

【条文】

脉缓身痛，舌淡黄而滑，渴不多饮，或竟不渴，汗出热解，继而复热，内不能运水谷之湿，外复感时令之湿，发表攻里，两不可施，误认伤寒，必转坏证，徒清热则湿不退，徒祛湿则热愈炽，黄芩滑石汤主之。（《温病条辨》中焦63）

【组成】

黄芩（三钱），滑石（三钱），茯苓皮（三钱），大腹皮（二钱），白蔻仁（一钱），通草（一钱），猪苓（三钱）。

【使用指征】

（1）身疼痛，汗出热解，继而复热。

（2）口不渴，或渴不多饮。

（3）小便不利，大便不调。

（4）舌象：舌苔淡黄而滑。

（5）脉：脉缓。

【禁忌】

脾胃虚寒者慎用。

【适用疾病】

黄芩滑石汤临床用于治疗鼻窦炎[197]；小儿遗尿[198]；2 型糖尿病[199]；肠伤寒[200]；湿温发热[201]；肺炎、多发性牙龈脓肿[202]等疾病。

【医案举隅】

咳嗽（陈燕萍医案）

吴某，男，48 岁。初诊：2010 年 7 月 28 日。平素喜饮酒，近半个月来咳嗽，痰多而黄稠易咯，胸闷气紧，身濡困重，发热汗出而热不退，曾在某医院诊为急性支气管炎，经西药抗炎及中药止咳化痰治疗效果不佳。症见：咳嗽，发热，胸闷气紧，痰多黄稠而易咯，身濡困重，汗出而热不减，舌红苔黄腻，脉滑数。证属湿温加热，内外合邪，上犯于肺，肺失宣降。治以清热渗湿，肃肺化痰止咳。方用黄芩滑石汤加味：黄芩 15g，滑石 30g，茯苓 15g，大腹皮 15g，白蔻仁 6g（后下），通草 10g，猪苓 12g，杏仁 12g（研碎），半夏 18g（研碎），瓜蒌皮 15g，郁金 15g，桑白皮 20g，淡豆豉 12g，甘草 6g。每日 1 剂水煎服。服 4 剂后咳嗽痰黄稠、胸闷气紧、发热减轻，身困乏力亦减，舌红苔薄黄腻，脉濡缓。上方黄芩减至 12g，滑石减至 16g。服 4 剂后咳嗽基本消失，诸症随之消失，继服六安煎以善其后。

黄土汤

【原文】

先便后血，小肠寒湿，黄土汤主之。（《温病条辨》下焦46）

【组成】

甘草（三两），干地黄（三两），白术（三两），附子（炮，三两），阿胶（三两），黄芩（三两），灶中黄土（半斤）。

【使用指征】

（1）大便下血，先便后血，或吐血、衄血，以及妇人崩漏，血色暗淡。

（2）四肢不温，面色萎黄。

（3）舌象：舌淡苔白。

（4）脉：沉细无力。

【禁忌】

（1）凡因热迫血妄行所致出血者禁用。

（2）孕妇慎用。

【适用疾病】

黄土汤用于治疗肠易激综合征[203]；危重症应激性溃疡消化道出血[204]；急性冠状动脉综合征合并急性上消化道出血等急危重症[205]；前列腺穿刺活检术中出血疼痛[206]；糖尿病腹泻[207]；溃疡性结肠炎[208]；缺血性中风恢复期[209]；慢性溃疡性结肠炎[210]；消化性溃疡、上消化道出血、食管下段静脉曲张破裂出血、消化道肿瘤、肺癌咯血、先兆流产、功能性子宫出血、鼻衄、痔疮便血等[211]；崩漏[212]；非感染性精囊炎[213]等疾病。

【现代药理研究】

黄土汤具有抗炎作用[214]，可缩短凝血时间和降低小鼠的溃疡面积[215]，下调端锚聚合酶2表达，或诱导腺瘤样息肉病蛋白来抑制非小细胞肺癌（NSCLC）的转移[216]，降低炎症因子水平，改善胃肠激素水平[217]等作用。

【医案举隅】

胃痛（胡希恕医案）

甄某，男，45岁。初诊日期：1965年12月9日。1963年曾患胃脘痛，经X线钡剂检查确诊为胃溃疡，经治疗一度缓解，近1个月来又常胃脘痛，饭前明显，口干不思饮，时感头晕、乏力，大便溏黑，隐血强阳性，苔白，脉沉弦细。予以黄土汤：伏龙肝60g，炮姜9g，川附子9g，党参9g，炒白术9g，生地黄炭24g，当归9g，川芎6g，白芍12g，艾叶9g，生阿胶9g，炙甘草6g，黄芩9g。上药服3剂胃脘痛已，6剂隐血转阴性。

化斑汤

【条文】

阳明斑者，化斑汤主之。（《温病条辨》中焦21）

【组成】

石膏（一两），知母（四钱），生甘草（三钱），元参（三钱），犀牛角（代用品，二钱），白粳米（一合）。

【使用指征】

（1）肌肤发斑，斑疹已现，疹出，浑身如锦纹，色赤。

（2）壮热口渴，汗出过多，头痛目赤，或身热夜甚。

（3）心烦躁扰，甚或吐血、衄血，神昏谵语，抽搐。

（4）舌象：舌质红绛，苔黄燥。

（5）脉：数。

【禁忌】

素有中寒者慎用。

【适用疾病】

化斑汤临床用于治疗血小板减少[218]；黄褐斑[219]；系统性红斑狼疮皮损[220]；2型糖尿病胫前色素斑[221]；炎性痤疮[222]；成人斯蒂尔病[223]；玫瑰糠疹[224]等疾病。

【现代药理研究】

化斑汤具有减轻炎症反应，改善免疫功能、肺功能，降低放射性肺损伤发生率[225]等作用。

【医案举隅】

过敏性紫癜（王耀光医案）

马某，女，46岁。2010年2月4日初诊。15年前发现皮肤紫癜，10年前出现关节疼痛，时发时止，未予系统治疗。6个月前无明显诱因皮肤紫癜增多，呈持续性。遂于某皮肤病医院住院治疗，诊断为：过敏性紫癜。经治疗紫癜消退。1个月前紫癜复发。现症见：双下肢、臀部、腹部再次发生黄豆、蚕豆大小紫红色较密集瘀斑，压之不褪色，关节疼痛，小便色黄，舌质暗红，苔薄黄，脉弦数。中医诊断：紫癜。治以凉血消斑，舒筋通络。方选化斑汤：生石膏 30g，知母 15g，生薏苡仁 15g，生甘草 12g，玄参 20g，水牛角粉 25g，生地黄 12g，炒麦芽 20g，紫草 25g，茜草 25g，赤芍 30g，地骨皮 18g，乌贼骨 18g，荷叶 15g，蛇蜕 6g，乌梢蛇 8g，青风藤 25g，鸡血藤 30g。7 剂。

二诊：患者紫癜明显消退，关节疼痛较前减轻。舌质暗红，苔薄，脉弦涩。故原方加地龙 20g，全蝎 3g，以活血止痛。

三诊：仅双下肢少许紫癜，关节疼痛不明显。继予前方 7 剂。此后原方加减治疗 2 个月而愈。

滑石藿香汤

【条文】

滞下红白，舌色灰黄，渴不多饮，小溲不利，滑石藿香汤主之。（《温病条辨》中焦 91）

【组成】

飞滑石（三钱），白通草（一钱），猪苓（二钱），茯苓皮（三钱），藿香梗（二钱），厚朴（二钱），白蔻仁（一钱），广陈皮（一钱）。

【使用指征】

（1）胸闷不饥，呕吐泻下，脘痞腹胀，纳呆。

（2）口渴不欲饮，身重乏力。

（3）小便不利，大便不调。

（4）舌象：舌红，苔黄腻。

（5）脉：滑数。

【禁忌】

（1）孕妇禁用。

（2）阴虚火旺者慎用。

【适用疾病】

滑石藿香汤用于治疗急性胃肠炎[226]；口疮[227]；习惯性便秘[228]等疾病。

【医案举隅】

腹泻（张文选医案）

陈某，女，26岁。2005年11月29日初诊。患者两天前在一小餐馆进餐后，当天腹中不适，随后腹泻，每日4~5次，恶心，呕吐1次。自服西药诺氟沙星，腹泻次数减少，但仍溏稀，腹中隐隐作痛，恶心欲吐，口黏，无食欲。脉滑略数，舌偏红，苔白腻。此由不洁食物内生湿热，阻滞中焦，脾胃升降功能失司，为滑石藿香汤证，处方：滑石30g，藿香12g，白蔻仁6g，厚朴10g，陈皮10g，茯苓30g，猪苓15g，通草6g，清半夏15g，生姜10g，黄连6g。4剂。大便成形，恶心止，胃口渐开而愈痢疾。

活人败毒散

【条文】

暑湿风寒杂感，寒热迭作，表证正盛，里证复急，腹不和而滞下者，活人败毒散主之。（《温病条辨》中焦88）

【组成】

羌活（一两），独活（一两），茯苓（一两），川芎（一两），枳壳（一两），柴胡（一两），人参（一两），前胡（一两），桔梗（一两），甘草（五钱）。

【使用指征】

（1）憎寒壮热，头项强痛，肢体酸痛，无汗。

（2）鼻塞声重、咳嗽有痰、胸膈痞满。

（3）舌象：舌苔白腻。

（4）脉：浮而重按无力。

【禁忌】

（1）痢疾属暑温、湿热者慎用。

（2）非夹表证不可用。

【适用疾病】

活人败毒散用于治疗肺癌胸痛[229]；结肠癌前病变[230]；新型冠状病毒肺炎（COVID-19）[231]；小儿长期发热[232]；小儿湿疹[233]；咳嗽变异性哮喘[234]；肠易激综合征[235]；溃疡性结肠炎[236]；急性病毒性肝炎[237]；肾病综合征[238]；肠

澼证[239]等疾病。

【现代药理学研究】

活人败毒散具有增强自噬,减轻氧化应激损伤作用[240],减轻炎症反应,抑制细胞凋亡[241],肠黏膜免疫屏障、机械屏障、生物屏障保护[242]等作用。

【医案举隅】

痢疾（唐容川医案）

民国时,某年夏季,沪上名医丁甘仁的一位幼辈患了痢疾,丁老先生用了治痢方药多种,竟然不效,患者迁延月余总是身热不退,下痢不止,不免心焦。四川名医唐容川来到上海,丁老先生特邀唐氏诊治。唐氏拟以人参败毒散治之,服药后,患者服用一剂身热即退,再剂下痢亦止。

原按:清代喻嘉言十分推崇以人参败毒散治疗痢疾而兼表证者,称为"逆流挽舟法",唐容川继承此法而有所得。

J

加减复脉汤

【条文】

温病已汗而不得汗,已下而热不退,六七日以外,脉尚躁盛者,重与复脉汤。(《温病条辨》下焦5)

风温、温热、温疫、温毒、冬温,邪在阳明久羁,或已下,或未下,身热面赤,口干舌燥,甚则齿黑唇裂,脉沉实者,

仍可下之；脉虚大，手足心热甚于手足背者，加减复脉汤主之。（《温病条辨》下焦1）

温病耳聋，病系少阴，与柴胡汤者必死，六七日以后，宜复脉辈复其精。（《温病条辨》下焦3）

汗下后，口燥咽干，神倦欲眠，舌赤苔老，与复脉汤。（《温病条辨》下焦7）

【组成】

炙甘草（六钱），干地黄（六钱），生白芍（六钱），麦门冬（不去心，五钱），阿胶（三钱），火麻仁（三钱）。

【使用指征】

（1）身热不退，面色红赤，口干咽燥，甚则口唇干裂，牙齿干黑。

（2）神疲肢倦，手足心热，耳鸣耳聋。

（3）舌象：舌赤苔燥。

（4）脉：细数。

【禁忌】

脾胃虚寒者及脾虚湿滞者不宜用。

【适用疾病】

加减复脉汤用于治疗下肢动脉硬化闭塞症[243]；病毒性心肌炎合并房室传导阻滞[244]；频发室性早搏[245]；病毒性心肌炎心律失常[246]；小儿低热[247]；石淋[248]等疾病。

【医案举隅】

心悸（刘渡舟医案）

陈某某，男，65岁。1998年3月11日初诊。素有冠心病，曾发心肌梗死，经住院救治痊愈出院。近来心悸不宁，夜间早搏频发，自觉大便干。舌尖红，苔少，脉结代。处方：加减复脉汤化裁，处方：炙甘草12g，生地20g，火麻仁12g，麦门冬20g，阿胶10g（烊化），白芍12g。7剂。

二诊（1998年3月18日）：心悸减轻，口干，大便干。舌尖红，脉大而结，继续用上方化裁：炙甘草15g，生地黄25g，火麻仁15g，麦门冬30g，阿胶10g（烊化），白芍12g，生龙骨30g，生牡蛎30g。7剂。

三诊（1998年3月25日）：心悸明显减轻，口干渴也减，诸症平稳，大便通利。舌红，脉结代。守法治疗：麦门冬30g，生地黄30g，玄参30g，火麻仁15g，炙甘草14g，生龙骨30g，生牡蛎30g，白芍12g，阿胶10g（烊化）。7剂。

四诊（1998年4月1日）：心悸、早搏进一步减轻，自觉平稳。舌红，脉沉。继用上法，处方：炙甘草14g，党参14g，麦门冬30g，生地30g，白芍12g，火麻仁16g，阿胶10g（烊化），沙参20g，玉竹20g。7剂。

五诊（1998年4月8日）：偶有早搏，有时失眠，大便偏干，小便通利。舌黯红，苔白，脉结代。用前法少佐通阳益心气药，处方：生地黄30g，麦门冬30g，桂枝3g，酸枣仁30g，白芍20g，人参3g，阿胶10g（烊化），炙甘草12g。7剂。后以加减复脉汤为基础，或加人参扶阳，或间用归脾汤，坚持治至1998年5月6日，早搏消失，心悸不再发作。继续用简化加减复脉汤巩固疗效。

加减附子理中汤

【条文】

自利腹满，小便清长，脉濡而小，病在太阴，法当温脏，勿事通腑，加减附子理中汤主之。（《温病条辨》中焦94）

【组成】

白术（三钱），附子（二钱），干姜（二钱），茯苓（三钱），厚朴（二钱）。

【使用指征】

（1）脘腹胀满，腹痛或呕吐，形寒肢冷，精神萎顿。

（2）小便清长，大便清稀、完谷不化。

（3）舌象：舌淡，苔白。

（4）脉：濡细。

【禁忌】

（1）阴虚火旺者禁用。

（2）孕妇及月经过多者慎用。

【适用疾病】

加减附子理中汤用于治疗抗生素相关性腹泻[249]；便秘[250]；胃癌[251]；痰瘀互结型乳腺增生[252]；虚寒型慢性胃炎[253]；厌食症等疾病。

【现代药理研究】

加减附子理中汤具有抗炎镇痛[254]；调节免疫[255]；抗

肿瘤[256]；调节血糖、血脂[257]；抗炎和修复[258]等作用。

【医案举隅】

厌食症（蒋仰三医案）

张某，男，2岁。因食生冷，寒湿困脾，复因腹泻，脾阳大伤，面色枯黄，口渴少神，四肢欠温，病延数月，苔白根腻、舌质淡，脉细而缓。阴寒内伏，脾胃两伤之咎，治以温中健脾，附子理中汤加味。处方：党参10g，焦白术5g，淡附片2g，肉桂1.5g，白茯苓8g，淡干姜0.3g，砂仁1.5g，炒陈皮5g，炙甘草3g，炒白芍8g，淮山药5g，炒白扁豆8g。3剂。

二诊：上方服后，食欲渐旺，神情较前活泼，唯口渴未止，小便次多量少，时哭闹不安，四肢少温，苔薄白根腻渐化。脾阳未复，运化失司，尚宜健脾益气，消滞助运。处方：太子参10g，焦白术5g，淮山药5g，炒白芍8g，云茯苓8g，焦楂炭8g，焦神曲6g，焦麦芽8g，炙甘草3g，鸡内金3g，石决明15g（先煎），青陈皮各5g，炒白扁豆8g。5剂。

三诊：饮食复常，嬉笑活泼，小便次减，口渴已除，四肢渐温，苔薄，阳气虽复，还须培益，未可轻心。处方：太子参10g，炒白术5g，炒淮山药6g，云茯苓6g，炒麦芽6g，炒陈皮5g，白扁豆6g，生、熟薏苡仁各6g，红枣3枚，焦楂曲各6g。4剂。

加减理阴煎

【条文】

久痢小便不通，厌食欲呕，加减理阴煎主之。（《温病条辨》下焦 65）

【组成】

熟地黄，白芍，附子，五味子，炮姜，茯苓。

【使用指征】

（1）下痢日久，厌食，呕恶欲吐，小便不通。

（2）手足不温，头汗，语声低微。

（3）舌象：舌淡，苔少而干。

（4）脉：沉细微弱。

【禁忌】

孕妇慎用。

【适用疾病】

加减理阴煎用于治疗久痢；小便不通；厌食欲呕[259]；慢性荨麻疹，肠梗阻[260]；痛经[261]；月经不调[262]等疾病。

【医案举隅】

长期发热（张晓雷、沙茵茵、王玉光医案）

患者，女，18 岁。2015 年 4 月 22 日初诊。患者于 2011 年 5 月无明显诱因出现发热，伴有咽痛、畏寒、咳痰，无寒战、胸痛、无咳嗽、盗汗。体温最高 39~40℃，每日午后及夜间明显。用激素后可以将体温控制在 37.5℃以下，停激素后发热复起。曾先后于涿州市医院（住院）、首都医科大学附属友谊医院（住院）、北京协和医院（门诊）治疗。首都医科大学附属友谊医院诊断：立克次体感染、化脓性多浆膜炎伴积液、结核待除外、急性肝功能损伤、低白蛋白血症、贫血（中度）。治疗经过：安灭菌＋硫酸依替米星注射液＋克林霉素，美罗培南＋去甲万古霉素，头孢酮舒巴坦＋去甲万古霉素抗感染，并每日予甲硝唑冲洗胸腔，予复方甘草酸苷保肝，利巴韦林及抗病毒软胶囊抗病毒治疗。5月31日给予地塞米松5mg控制炎症反应，减少炎症渗出治疗。6月5日调整为去甲万古霉素＋泰能，6月8日将去甲万古霉素改为利奈唑胺，6月10日停用泰能改为派拉西林舒巴坦，其间患者仍时有发热，间断予以乐松退热。6月14日请协和医院专家会诊，加用甲强龙20mg，每日1次，予以全面抗结核治疗（异烟肼、利福喷丁胶囊、丁胺卡那），6月13日予米诺环素抗立克次体感染，患者仍间断高热，逐渐增加甲强龙剂量增至40mg，每12小时1次，患者体温有所下降，后逐渐改为美卓乐口服，并予大剂量青霉素抗感染治疗。出院后仍时有发热，遂就诊于北京中医医院门诊。刻下症见：近日受凉，肌肉酸痛，咽痛，心悸，无恶寒，无恶心呕吐，大便干，每日1次。舌淡苔白，脉细数乏力。辨证属真阴不足，脾肾阳虚证。治当补益助阳，升阳散邪。处方：熟地黄45g、肉桂10g、黑附片12g、当归10g、苍术30g、生麻黄6g、羌活10g、独活10g、党参15g、生甘草5g、桔梗10g、柴胡10g、黄苓 10g。14 剂，每日 1 剂。

二诊（2015 年 5 月 6 日）：已无肌肉酸痛、咽痛、心悸，药后复查红细胞沉降率上升至 30 mm/h。舌淡苔花剥，脉细数乏力。上方去羌活、独活、桔梗、柴胡、黄芩，苍术改为 15g、生麻黄改为 5g、生甘草改为炙甘草 10g，加土茯苓 20g。14 剂，每日 1 剂。

三诊（2015 年 6 月 10 日）：血沉下降至 10 mm/h，热未起。舌嫩红苔花剥，脉沉细紧乏力。上方加羌独活各 9g。14 剂，每日 1 剂。

原按：本案使用理阴煎加减治疗。该方加附子、党参为仿六味回阳饮之意，意在补真阴，振脾肾。肌肉酸痛属于脾肾阳虚兼感外邪，阴寒邪气阻滞肌肉、经脉，故加苍术、麻黄、羌独活以升发清阳、祛邪通经。咽痛加桔梗以开咽散邪。加柴胡、黄芩为小柴胡汤之意，以疏理气机、透散虚热。共奏补阴助阳、升阳散邪之效。二诊由于舌苔花剥，因而减少燥而伤阴之药，代之以化湿、利水的土茯苓以消除多处的积液。三诊脉现紧象，说明虚寒之人，邪气易于侵袭，复加羌独活以加强生发阳气、散邪之力。

加减木防己汤

【条文】

暑湿痹者，加减木防己汤主之。（《温病条辨》中焦 68）

【组成】

防己（六钱），桂枝（三钱），石膏（六钱），杏仁（四钱），滑石（四钱），白通草（二钱），薏苡仁（三钱）。

【使用指征】

（1）肢节烦痛为剧，活动不利，局部灼热红肿，或出现对称性结节红斑。

（2）多伴口干而渴，或发热。

（3）小便黄赤而短，大便或见干燥。

（4）舌象：舌质红绛，舌苔黄白厚腻。

（5）脉：滑数或滑大有力。

【禁忌】

脉微弱或结代，身体虚弱者不可用。

【适用疾病】

加减木防己汤用于治疗痛风性关节炎、类风湿性关节炎、强直性脊柱炎[263]；类风湿性滑膜炎[264]；心力衰竭[265]；肺栓塞[266]；糖尿病周围神经病变[267]；糖尿病胸水[268]；红斑性肢痛症[269]等疾病。

【现代药理研究】

加减木防己汤能减轻关节肿胀高峰、改善关节活动能力、减轻疼痛和炎症浸润[270]；同时降低血清 IL-1β、TNF-α 的生成量，使高调节的滑膜细胞分泌功能恢复正常[271]；可有效改善患者的心功能，降低 NT-proBNP、CysC、CA125 水平[272]；降低改善心力衰竭小鼠模型血清血管紧张素Ⅱ及肾素水平，并能改善心肌纤维化[273]；抑制 CHF 大鼠心肌细胞凋亡，并能降低心肌坏死标志物如肌钙蛋白－Ⅰ、肌酸激酶及乳酸脱氢酶的水平，以发挥对心脏的保护作用[274] 等。

【医案举隅】

湿热痹（陈苗苗医案）

患者，女，64 岁。初诊：2019 年 8 月 14 日。主诉：左肩臂疼痛 3 天。患者 3 天前乘坐公交车，因公交车空调温度低，当时即觉左肩不适，于当日晚间突觉左肩臂疼痛难忍，影响睡眠。次日就诊于骨科医院，无明确诊断，行理疗、激光照射，效果不佳仍肩臂疼痛。就诊当天刻下症：患者左肩臂疼痛拒按，用右手扶左胳膊，不能抬臂，伴头痛，呈跳痛，大便正常，小便色黄，口中和，舌体胖质暗苔薄黄腻，右脉细滑。患者素有胃脘灼热，泛酸，尿急，尿道灼热感，有支气管哮喘病史。辨证为触冒风寒入里化热，湿热闭阻经络，治以清热利湿通络。方用加减木防己汤：木防己 10g，生石膏 30g，桂枝 10g，茯苓 12g，生薏苡仁 15g，北沙参 10g，海桐皮 10g，滑石 10g，通草 6g，竹叶 10g，白豆蔻 6g，姜黄 10g，7 剂，水煎服，2 次 / 天。

二诊：自诉服药一剂前臂即能抬起，次日手可触及头部，疼痛明显减轻，活动后有气喘，静息不喘，大便正常，小便黄，口干，舌体胖质暗苔薄，右脉细滑。守方加杏仁 10g，14 剂，每日 2 次，水煎服，后随诊：胳膊活动自如。

加减芩芍汤

【条文】

滞下已成，腹胀痛，加减芩芍汤主之。（《温病条辨》中焦 89）

【组成】

白芍（三钱），黄芩（二钱），黄连（一钱五分），厚朴（二钱），木香（煨，一钱），广陈皮（二钱）。

【使用指征】

（1）发热，便下赤白黏冻，腹胀痛，里急后重。

（2）舌象：舌苔黄腻。

（3）脉：滑数。

【禁忌】

寒湿痢、虚寒痢以及阴虚痢禁用。

【适用疾病】

加减芩芍汤用于治疗肠易激综合征 [275]；痢疾 [276] 等疾病。

【医案举隅】

痢疾（黄俊廉医案）

患者腹痛下痢，日四五次，里急后重，食欲减退，口苦，溲赤，舌苔黄厚，脉象滑数。断为湿热蕴结，留连不去。用加减芩芍汤：枯芩二钱，白芍三钱，青蒿梗二钱，桔梗一钱五分，杏仁二钱，槟榔一钱五分，甘草一钱，苏梗二钱，川朴一钱五分。加秦皮、白头翁各二钱，川连一钱五分，黄柏二钱，连服4剂痊愈。

原按：方后加减法，一般可以效法。惟所谓加附子、肉桂，是不能以"白滞""红滞"来决定，应以病证有无寒象为依据。如无寒象，是不能加入。至于"痛甚欲便，便后痛减，再痛再便"，这是痢疾的共有特征，它更不是加用热药的指征。因为痢疾由热邪发生，初起便色红、白，只是与邪伤深浅有关，而邪的性质未变。附子、肉桂都是祛寒温里的药，若热痢而用这些药，更易助火动血，加重病情，故临床要远离其药。忌油腻生冷。

加味异功汤

【条文】

疟邪久羁，因疟成劳，谓之劳疟；络虚而痛，阳虚而胀，胁有疟母，邪留正伤，加味异功汤主之。（《温病条辨》下焦58）

【组成】

人参（三钱），当归（一钱五分），肉桂（一钱五分），炙甘草（二钱），茯苓（三钱），于术（炒焦，三钱），生姜（三钱），大枣（去核，二枚），广皮（二钱）。

【使用指征】

（1）疟疾迁延日久，遇劳则发，发作时微寒微热，发作后倦怠乏力，自汗，纳少。

（2）腹部闷胀，身痛，或左胁下有痞块。

（3）面色萎黄，形体消瘦，便溏。

（4）舌象：舌质淡。

（5）脉：细无力。

【禁忌】

湿热内盛，正气不虚者禁用。

【适用疾病】

加味异功汤用于治疗慢性肝炎[277]；劳疟[278]；小儿泄泻[279]；不孕症[280]等疾病。

【现代药理研究】

加味异功汤具有调节胃肠道激素水平，增强机体免疫功能[281]；可能通过调节脑肠肽的分泌和紧密连接相关蛋白的表达来改善胃肠动力、保护肠黏膜屏障[282]等功能。

【医案举隅】

慢性肝炎（方药中医案）

刘某，女，54岁。1973年3月初诊。主诉及病史：患者10年来经常胃脘胀满，大便偏溏，右胁下隐痛。1972年检查肝功，转氨酶200~300U，麝浊10U左右，A/G比值接近平值，血小板10万/mm^{3}以下，诊断：慢性肝炎。一直服用中西药物，但肝功损害未恢复正常。于1973年3月来诊。就诊时，症状同前，诊查：脉沉细而濡，舌淡润，苔薄白。检查化验肝功：转氨酶：256U，A/G：3.0/2.8，血小板：8.6×104mm^3，诊断为慢性肝炎。辨证：脾虚肝乘，气滞血瘀。处方：加味异功散加砂仁、莱菔子。

二诊：服药后自觉症状明显好转，复查肝功，各项指标均有好转。后随诊治疗3个月后复查肝功恢复正常，以后多次复查肝功，均在正常范围。

1980年患者右侧乳房发现肿块，经某医院病理检查确诊乳癌，行根治手术。术后肝区疼痛、脘腹胀满、大便稀溏等症状又复作，检查肝功各项指标均明显异常，A/G比值倒置。再予加味异功散，同时合用冬虫夏草粉。服药后，各症相继消失，肝功检查亦转正常，后仍间断服用加味异功散调理。乳癌术后已10年，患者多次复查肝功均在正常范围，并恢复工作，疗效巩固。

椒桂汤

【条文】

暴感寒湿成疝，寒热往来，脉弦反数，舌白滑，或无苔不渴，当脐痛，或胁下痛，椒桂汤主之。（《温病条辨》下焦52）

【组成】

川椒（炒黑，六钱），桂枝（六钱），高良姜（三钱），柴胡（六钱），小茴香（四钱），广陈皮（三钱），吴茱萸（泡淡，四钱），青皮（三钱）。

【使用指征】

（1）绕脐疼痛并牵引胁下，下引少腹至睾丸，阴囊肿大，寒热往来。

（2）口淡不渴，恶寒。

（3）舌象：舌淡，苔白滑或白腻。

（4）脉：弦数或弦紧。

【禁忌】

胃热阴虚者不宜用。

【适用疾病】

椒桂汤用于治疗胃脘痛[283]等疾病。

【现代药理研究】

椒桂汤具有抗炎镇痛[284]等作用。

【医案举隅】

胃脘痛（李建民医案）

患者，女，82岁。自述胃脘部走串样疼痛，有时肋部、胃脘部、小腹部疼痛反复发作4年余，自身感觉有气串样疼痛，应用艾灸、寒痛乐贴能缓解一部分，经常服用颠茄合剂等。下肢凉以腰胯部位开始以下为重，三伏天睡觉需腰下盖棉被三床之多，加盖棉袄棉裤，上身热需要睡凉席，时有汗出，胸前背后头汗出都可以见到。大便出头干后软，但是难解，需要三四天一次。舌体胖大而厚、有齿痕、水滑苔，舌下静脉瘀滞明确，脉沉细无力，尺部尤甚。辨证：脾肾阳虚、肝肾阴虚、血虚寒凝、气滞不畅。治则：滋补肾水、温补肾阳、稍酌梳理。选方：吴鞠通之《温病条辨》加减理阴煎加减。处方：熟地黄60g，生白术50g，黑顺片15g，炮姜12g，炙甘草9g，太子参15g，沉香2g，香附12g，茯苓30g，白芍30g，当归30g。

椒梅汤

【条文】

暑邪深入厥阴,舌灰,消渴,心下板实,呕恶吐蛔,寒热,下利血水,甚至声音不出,上下格拒者,椒梅汤主之。(《温病条辨》下焦37)

【组成】

黄连(二钱),黄芩(二钱),干姜(二钱),白芍(生,三钱),川椒(炒黑,三钱),乌梅(去核,三钱),人参(二钱),枳实(一钱五分),半夏(二钱)。

【使用指征】

(1)胃脘痞塞硬满,呕恶,或吐蛔,或嘈杂吞酸。

(2)欲饮水,饮不解渴,烦热。

(3)腹痛下利,甚或声音嘶哑。

(4)舌象:舌质欠润,舌色红,舌苔灰腻或薄腻而微黄。

(5)脉:弦。

【禁忌】

(1)脾肾虚寒久痢者不宜用。

(2)饮食积滞者、脾胃虚弱者、大便难解者不宜用。

【适用疾病】

椒梅汤用于治疗胆道蛔虫、肠寄生虫性腹痛、胆囊炎胆石症[285];慢性溃疡性结肠炎[286];过敏性紫癜[287];眩晕,心悸[288]等疾病。

【现代药理研究】

椒梅汤具有抑菌、抗炎[289][290]；调节胃肠功能、调节肠道菌群[291]等作用。

【医案举隅】

黄疸（杨莹洁医案）

薛某，女，22岁，已婚。于1958年5月22日入院，主诉：全身软弱10天。病史：患者以往身体颇好，1957年患流感，发高烧3次，以后体重减轻，常头昏头痛，迄未复原。病程中伴有头痛恶寒、骨节酸痛、胃痛发呕、食少恶油等症。病前即小便深黄如浓茶，大便秘结，入院前一天吐出蛔虫一条，同时别人发现其眼黄，经门诊收入住院治疗。入院时形体消瘦，精神萎顿，卧床不起，巩膜及全身皮肤黄如橘子色，头痛脘疼，食少反胀，有时心慌想呕，口干不欲饮，大便仍秘结，小便深黄如故，舌润微黄，脉细乏力。中医诊断：黄疸。辨证：湿热内陷。治法：清热利湿，泻肝安胃。方剂：椒梅汤加减。

患者服药后大便已通，欲呕，但未吐蛔，脉亦比较有力，故将方药改轻，以藿香、法半夏、竹茹、枇杷叶、茵陈、焦栀子、白蔻仁、鸡内金、厚朴、枳壳、茯苓等和胃清肝，降逆止呕。之后又出现瘾疹、瘙痒，加入炒荆芥、蝉蜕、僵蚕等祛风之药。以后病情逐渐减轻，中间因消化力弱、胃脘胀痛、肠鸣等，曾用茵陈胃苓汤加减，清湿热而调整消化功能。

患者于入院 4 周时复发头昏头痛，乃选用镇肝养肝、祛风清热之剂调理（明天麻、茯苓、白芍、夏枯花、潼蒺藜、女贞子、钩藤、丹参、焦栀子、牡蛎、石决明、甘草）。入院第 40 天，临床症状消失，体重增加，但肝功能检查CCF（+++），乃加重甘草的分量，又服 10 天痊愈。

原按：根据病史，患者平时已有头晕旧恙，系得之于流感以后，又形瘦脉细，可以体会到其为肝阴受伤、肝阳上逆之体质，似无异议。入院时因其呕恶吐蛔，脘胀身黄，湿热有内陷之势，所以急予健胃抑肝之剂，以降逆止呕。又因瘾疹瘙痒，曾加入祛风之药。因肠鸣胃痛，曾用和中利湿的方剂，这不过是一般的随症疗法，原无可记。但后期湿热减轻的时候，完全以镇肝养阴为主，最后临床症状消失，仅检查肝功能 CCF 尚为（+++），仍本"损其肝者缓其中"的原则，加重甘草的分量即告痊愈。

桔梗汤

【条文】

温病少阴咽痛者，可与甘草汤，不瘥者，与桔梗汤。（《温病条辨》下焦 25）

【组成】

甘草（二两），桔梗（二两）。

【使用指征】

（1）咽喉肿痛，咳嗽有痰。

（2）舌象：舌淡红，苔微黄。

（3）脉：略数。

【禁忌】

呕吐者不宜使用。

【适用疾病】

桔梗汤用于治疗咳嗽[292]；支气管扩张[293]；急性肺损伤[294]；肺脓肿[295]；急慢性咽炎[296]；急性扁桃体炎[297]等疾病。

【现代药理研究】

桔梗汤具有较好的清热解毒、润肺止咳祛痰、抗炎、抗菌、抗病毒等功效[298]；桔梗汤可调节与急性肺损伤相关的 22 个代谢物，其中白三烯 D4、二十二碳五烯酸、次黄嘌呤、L-5- 羟脯氨酸等代谢物主要与机体炎症反应和氧化应激相关，且被富集于谷胱甘肽代谢、嘌呤代谢和初级胆汁酸生物合成等通路[299]；通过调控 PI3K/AKT/NF-κB 信号通路，下调促炎因子水平，减弱肺部病理损伤，从而缓解 LPS 诱导的急性肺损伤[300]等作用。

【医案举隅】

慢性咽炎（熊廖笙医案）

陆某，女，40 岁。患者自诉患咽喉痛已两月余，西医院五官科诊断为"慢性咽炎"，久治未愈，嘱其用中药治疗。继就诊于某中医院，以喉病日久，伤阴无疑，投以养阴剂，服一周后，病益加剧。后来此就诊，症见咽喉梗阻疼痛，吞咽困难，不红不肿，饮食减少，精神不振，舌淡红，苔薄白，六脉沉弱。辨证：少阴客热，肺失宣达。治法：清热解毒，宣达肺气。处方：桔梗汤加味，甘草 30g，苦桔梗 15g，马勃 12g，杏仁 12g。3 剂，每日 1 剂，水煎服。

原按：近患慢性咽炎者较多，中西医治法均乏显效。本案患者经西医医院五官科确诊为慢性咽炎，苦无特效药，嘱用中药治疗。某中医院以阴虚火炎论治，养阴清热，肺气郁闭，客热不去，病益剧，亦为失治。甘桔汤为《伤寒论》方，原文第 311 条云："少阴病二三日，咽痛者，与桔梗汤。"《名医别录》云："桔梗疗咽喉痛。"甘草为咽痛专药，甘能缓急，须重用，故本方用 30g。加马勃气味辛平以散热清咽，杏仁以清肺降逆，去客热，宣肺气，其效更速，数月之病，三剂而愈。"经方不可加减"宜活用，可加则加，可减则减，非定论也。

救逆汤

【条文】

温病误表，津液被劫，心中震震，舌强神昏，宜复脉法复其津液，舌上津回则生；汗自出，中无所主者，救逆汤主之。（《温病条辨》下焦 2）

【组成】

炙甘草（六钱），干地黄（六钱），生白芍（六钱），麦门冬（不去心，五钱），阿胶（三钱），生龙骨（四钱），生牡蛎（八钱）。

【使用指征】

（1）心中悸动不安，舌体强硬，神志昏迷，自汗不止。

（2）舌象：舌红，苔干，少苔或无苔。

（3）脉：细数。

【禁忌】

（1）阴盛格阳者禁用。

（2）脾虚湿盛者慎用。

【适用疾病】

救逆汤用于治疗精神分裂症、原发性高血压、肺心病[301]；急性心肌梗死、风湿性心脏病、心力衰竭[302]等疾病。

【现代药理研究】

救逆汤具有扩冠解痉、改善循环、保护缺血心肌[303]等功能。

【医案举隅】

1. 原发性高血压（胡联中医案）

陈某某，男，50岁。高级工程师。于1989年3月8日初诊。患者嗜酒成癖，高血压病史2年，服西药硫甲丙脯酸、尼群地平等可以控制，停药后血压复升如故，遂求余诊治。刻诊：形体丰腴，头晕眼花，失眠多梦，心烦不宁，性情急躁，口干口苦，或见心悸心慌，五心烦热不适，食纳一般，大便结、小便黄。查Bp：187/112mmHg，舌质微红、无苔，脉弦数。诊为原发性高血压Ⅰ期，证属心阴虚，心神不宁。治宜滋补心阴，重镇安神。方用救逆汤加味：

龙骨、牡蛎、生地各 20g，白芍、麦门冬各 15g，阿胶、龟板、龙胆草各 10g，共 21 剂，水煎服，并嘱其戒酒。

二诊：药后自觉头晕减轻，已能入睡，余症均见减轻，血压降至 165/97mmHg，再服 14 剂。

三诊：症状基本消除，血压降至 150/90mmHg，尔后改用朱砂养心丸调理 3 月余以巩固疗效，迄今 5 年未见复发。

2. 精神分裂症（胡联中医案）

黄某某，女，55 岁，退休教师。于 1990 年 7 月 20 日初诊。患精神分裂症 10 余年，常自汗出，形体消瘦，彻夜难眠，烦躁不安，常以高声吵闹为快，心态失控，疑虑重重，口舌生疮，渴不多饮，纳差，便秘。舌质微红、苔薄黄干，脉弦数。诊为精神分裂症。证属心阴虚，心神不宁。治宜滋补心阴，重镇安神。方用救逆汤加味：龙骨、牡蛎各 30g，生地黄、白芍、麦门冬各 15g，阿胶、焦三仙各 10g，炙甘草 6g，10 剂水煎服。

二诊：药后症状见减，原方继服 50 余剂后，情绪安定，睡眠好转，食欲增进，口腔溃疡亦见好转，守方减龙骨、牡蛎量为各 15g，加龟板、鳖甲各 10g。

后随诊调理 2 个月余，症状缓解，判为临床治愈。次年秋季随访，再度发作，但症状较前为轻，予上方服药月余缓解，追访 4 年未见复发。

K

控涎丹

【条文】

伏暑、湿温胁痛，或咳，或不咳，无寒，但潮热，或竟寒热如疟状，不可误认柴胡证，香附旋覆花汤主之；久不解者，间用控涎丹。（《温病条辨》下焦41）

【组成】

甘遂（去心制），大戟（去皮制），白芥子。

【使用指征】

（1）胸胁胀痛，脘腹胀满，肢体水肿。

（2）或伴有咳唾，转侧、呼吸时疼痛加重，肋间饱满，痰唾稠黏，夜间喉中痰鸣，多流涎唾。

（3）喃喃自语，多疑多虑，表情淡漠，沉默痴呆。

（4）胸背、手脚、颈项、腰胯突然痛不可忍，内连筋骨，牵引灼痛，坐卧不宁。

（5）头痛、昏倦多睡、饮食无味、手脚沉重、腿冷痹麻等。

（6）舌象：舌苔滑腻或见舌质隐青、紫斑。

（7）脉：沉弦滑。

【禁忌】

（1）使用剂量一般视患者体质情况，由小剂量开始，逐渐加大，初由每次 1.5g，每日 1~2 次，逐渐加至每次 3g，每日 2~3 次。

（2）中病即止，后续应遵循扶正求本的治疗原则。

（3）体质虚弱者应慎用。

【适用疾病】

控涎丹用于治疗胰腺癌、癌性咳嗽[304]；结核性、癌性胸腔积液[305][306]；急性支气管炎、冠心病、心绞痛、痛经[307]；痹证[308]；高脂血症[309]；慢性淋巴腺炎（包括颈部淋巴结核）、湿性胸膜炎、急慢性关节炎、骨结核、湿脚气、痰涎壅盛之气管炎、神经性呕吐症[310]；慢性腹泻[311]；神经衰弱、肺源性心脏病、过敏性结肠炎、顽固性便血、不孕症[312]等疾病。

【现代药理研究】

控涎丹具有抗肿瘤、抗炎、抗氧化等药理作用[313]；祛痰、平喘[314]等功能。

【医案举隅】

急性支气管炎（邵雷医案）

孙某，女，65 岁。初诊：2009 年 7 月 26 日。主诉及病史：患者素体健康，一周前因游泳感受风寒而出现咳嗽。现症见：咳嗽频剧，痰涎清稀量多，甚则不能平卧，夜间及晨起为甚，恶寒发热，体温 38.5℃，无汗，头痛身困，胸闷干呕，饮食一般，二便如常。诊查：舌质淡胖，苔白滑，脉浮紧。胸透提示肺纹理增粗，血常规示 WBC 计数正常。西医诊断：急性支气管炎。辨证：外寒里饮。治法：解表散寒、温肺化饮。处方：小青龙汤。麻黄 9g，桂枝 9g，干姜 12g，细辛 6g，清半夏 12g，五味子（捣）6g，白芍 9g，炙甘草 9g，2 剂，1 剂 /d，水煎温服。服第 1 剂后仅体温降至 38.0℃，其余诸症无改变；服第 2 剂后汗仍不出，咳嗽寒热同前，反增烦躁面赤。

二诊：进药后用前方加生石膏 24g，再进 1 剂，服后仍无改善。

三诊：改用控涎丹，晨起 8 点空腹温开水送服 3g，服后无反应，中午 12 点又服 3g，下午 16 点开始腹泻，便质如稀水，夹杂黏胶样物质。腹泻过程中即大汗淋漓，体温降至 36.8℃，周身困惫。令其泻后随即饮热稀粥约 200mL，温覆避风休息，当夜咳嗽即大减。次日晨起仅微咳两三声，除身困乏力外余症全消，更方用苓甘五味姜辛汤去细辛合玉屏风散 3 剂，调理善后而安。

苦酒汤

【条文】

温病入少阴，呕而咽中伤，生疮不能语，声不出者，苦酒汤主之。（《温病条辨》下焦 26）

【组成】

半夏（制，二钱），鸡子（一枚，去黄，内上苦酒着鸡子壳中）。

【使用指征】

（1）咽喉部生疮溃烂，或外感、多语致声音嘶哑，语言不利。

（2）舌象：舌红，少苔。

（3）脉：微细。

【禁忌】

少阴寒证喉痛不可用。

【适用疾病】

苦酒汤用于治疗咽部溃疡[315]；扁桃体炎[316]；慢性咽炎、放射性口腔黏膜炎[317]；失音[318]；声带息肉[319]等疾病。

【现代药理研究】

苦酒汤具有改善咽部黏膜形态、抑制炎症反应[320]等功能。

【医案举隅】

咽喉溃疡（谭智敏医案）

王某某，女，62岁。2008年6月因咽痛4个月余由门诊以"咽喉溃疡"收入院。患者4个月前无明显诱因出现咽痛，逐渐加重，吞咽痛甚，妨碍进食，曾给予抗生素、激素等治疗无效，辗转求助于中医，患者平素易发口腔溃疡，皆能治愈。咽喉检查：咽黏膜弥漫性充血，色暗红，会厌右侧上缘缺损，右侧会厌咽襞、右侧梨状窝及咽后壁深大溃疡面，约7mm×5mm，表面覆盖灰白色分泌物，右侧杓会厌皱襞充血水肿，室带充血肿大，声带被掩盖看不见。病理检查示：喉鳞状上皮黏膜呈急慢性炎症并浅表溃疡形成。反复应用抗生素激素治疗，始终未愈。症见咽痛，难以吞咽，声音嘶哑，纳眠可，二便调，舌质绛红，少苔。处方：苦酒汤。清半夏5g，鸡子1枚（去黄），苦酒适量，遵经方用法：内半夏苦酒中，以鸡子壳置刀环中，安火上，令三沸，去渣，少少含咽之。

二诊：咽喉疼痛消失，仅有轻微咽部不适，声音嘶哑恢复，咽喉检查：下咽黏膜色淡红偏暗，溃疡面完全愈合，右侧杓会厌襞无充血水肿，声带、室带未见异常。嘱强的松每周减5mg，苦酒汤继服。

后随诊已停用强的松，未再复发。

L

来复丹

【条文】

暑邪误治，胃口伤残，延及中下，气塞填胸，燥乱口渴，邪结内踞，清浊交混者，来复丹主之。（《温病条辨》下焦38）

暑月病，初起但恶寒，面黄，口不渴，神倦，四肢懒，脉沉弱，腹痛下利，湿困太阴之阳。宜仿缩脾饮，甚则大顺散、来复丹等法。（《湿热病篇》）

【组成】

太阴元精石（一两），舶上硫黄（一两），硝石（一两），橘红（二钱），青皮（去白，二钱），五灵脂（二钱）。

【使用指征】

（1）心下胀满结硬，或心腹冷痛，四肢逆冷。

（2）精神萎靡或虚烦不安，面色苍白，口渴多饮。

（3）喉中痰声辘辘，心胸憋闷。

（4）脘腹绞痛，霍乱吐泻。

（5）舌象：舌质淡，苔白滑腻。

（6）脉：沉弱。

【禁忌】

真阳欲脱，内无积滞者禁用。

【适用疾病】

来复丹用于治疗小儿慢惊风；抽搐不止等疾病。

【医案举隅】

潘婉婉医案

林某，女，35岁。初诊：2013年5月13日，主诉及病史：患者反复口腔溃疡10年余，初期于进食煎炸物及经前出现，2年前产后发作更频，此起彼伏，严重时溃疡布满口腔，疼痛不堪，多处就诊疗效不佳，无耐之余服用强的松片，稍能缓解。诊查：唇内面、舌黏膜多数大小不等糜烂面，直径2~4mm，表面淡黄，周围绕以红晕，自觉剧痛，影响进食及睡眠，伴少气，心烦易怒，声音沙哑，自服苦寒凉茶出现咽痛，平素下半身发凉，夜寐浅，梦多，易醒，醒后难再入睡；戌时口干，喜甜凉之饮料，饮后不能解渴，日间则口干不明显，饮水少；大便2~4天一解，干硬难排，甚则肛裂；纳好，喜食生冷之物；月经周期：4/28 d，Lmp：11/5，经前烦躁，近两年经量较以前减少，色棕红；白带量质中等，色白；痛经病史，产第1胎后消失；患者工作繁忙，喜熬夜；颌周可触及淋巴结，如花生米样，光滑，活动性好，压痛；舌淡红苔薄白不干，脉沉细两尺微；西医诊断：复发性阿弗他口腔溃疡，中医诊断：口疮。辨证：土气大虚，厥阴风木之气中化太过，土不伏火。处方：来复汤加味。山茱萸90g，白术120g，生晒参45g，龙骨30g，牡蛎30g，炙甘草30g，黄芪120g，吴茱萸5g，细辛5g，赤芍14g，乌梅30g，附子15g，予5剂，每日1剂，水煎服，分早、晚两次饭后半小时服，嘱患者少食生冷寒凉之品。

二诊（2013年6月2日）：进药后皮损疼痛程度、心烦明显减轻，声沙减轻，睡眠好转，溃疡迅速愈合，矢气多，极臭；大便由2~4天一解转为1~2天一解，便前腹微痛，质由之前干硬转为前成形后软，气臭，色棕绿，停药则1~2天一解，成形，畅；小便调和，戌时口干减轻；易疲乏如前；颌周淋巴结未触及，舌淡红苔薄白，脉沉细。据服药反应，药已奏效，效不更方，处方：山茱萸90g，白术120g，生晒参45g，龙骨30g，牡蛎30g，磁石30g，炙甘草30g，黄芪120g，吴茱萸5g，茯苓30g，白芍30g，五味子15g，乌梅30g，5剂煎服，法同前。

三诊（2013年6月16日）：进药后近半月口腔溃疡未发，矢气、易疲乏、梦多如前，Lmp：7/6~12/6，经前烦躁减轻，经水色偏暗，量增多；大便每日1解，成形，畅；诊查：舌淡红苔，薄白，脉沉弱；上诊方加枸杞子、菟丝子、补骨脂、淫羊藿各30g，5剂煎服，法同前。

四诊（2013年7月27日）：近3日口腔溃疡反复，溃疡点位于牙龈及舌边缘，表面淡黄，周围红晕，疼痛程度较以前明显减轻，时急躁易怒，夜梦减少，戌时口干已不明显。大便1~2天1解，成形，畅；Lmp：5/7~10/7，量同上月。舌淡红，苔少，脉沉细。方用：山茱萸60g，白术120g，生晒参30g，龙骨30g，牡蛎3g，白芍30g，炙甘草30g，黄芪120g，芒果核30g，乌梅30g，紫油桂末3g（冲服），龟甲15g，黄柏5g，骨碎补30g，枸杞子、菟丝子、补骨脂、淫羊藿各30g，共5剂，水煎服，每日早晚饭后半小时服。近日患者因上环后出现经间期出血就诊，告知口腔溃疡稳定，因工作繁忙劳心，偶发1个，能迅速自愈，二便调。

连梅汤

【条文】

暑邪深入少阴消渴者，连梅汤主之，入厥阴麻痹者，连梅汤主之；心热烦躁神迷甚者；先与紫雪丹，再与连梅汤。（《温病条辨》下焦36）

【组成】

云连（二钱），乌梅（去核，三钱），麦门冬（连心，三钱），生地黄（三钱），阿胶（二钱）。

【使用指征】

（1）心胸烦热，口渴多饮，饮不解渴，肢体麻痹。

（2）舌象：舌红绛，苔黄燥。

（3）脉：细数。

【禁忌】

有外感，咳嗽痰多者不宜用。

【适用疾病】

连梅汤用于治疗2型糖尿病、糖尿病周围神经病变、细菌性痢疾[321]；慢性萎缩性胃炎[322]；病毒性心肌炎，胆道蛔虫病伴发感染[323]；外伤性胞睑肿胀[324]；崩漏、闭经、经行口糜、绝经前后诸证[325]；小儿霉菌性肠炎[326]；血精、阳强、阳痿[327]；慢性咽炎[328]等疾病。

【现代药理研究】

连梅汤具有改善糖代谢，增加胰岛素敏感性，改善胰岛素抵抗，调节脂代谢[329]。肠道菌群结果显示，连梅汤能够显著提高拟杆菌和降低厚壁菌门的丰度，扩大了肠道微生物的总群多样性，干预脂肪组织微炎症反应[330]等作用。

【医案举隅】

糖尿病（岳泽民医案）

余某，男，48岁，1986年12月6日就诊。患糖尿病1年之久，小便化验尿糖保持在（+）或（++）。口渴欲饮，尿频量多，头晕目眩，夜寐欠佳，形体消瘦，神疲乏力，情志易于激动，大便秘结，2~3天1次，舌红苔薄黄，脉细弦数。证属胃热津耗，肾阴不足，治当清热泻火，养阴生津。处方：连梅汤加减。黄连、五味子各5g，生地黄、麦门冬、天花粉各15g，阿胶、牡丹皮、知母各10g。服10剂后，口渴尿频大减，大便通畅，精神好转，原方加北沙参、制首乌各15g。续服20剂后，尿糖（－），继用上方略有增损，调治2月，尿糖化验3次，均属正常。

苓姜术桂汤

【条文】

寒湿伤脾胃两阳，寒热，不饥，吞酸，形寒，或脘中痞闷，或酒客湿聚，苓姜术桂汤主之。（《温病条辨》中焦50）

【组成】

茯苓块（五钱），生姜（三钱），炒白术（三钱），桂枝（三钱）。

【使用指征】

（1）胸闷脘痞，眩晕，心悸，气短。

（2）不觉饥饿，泛酸水，形寒肢冷。

（3）舌象：舌淡、胖大，苔白水滑欲滴。

（4）脉：沉紧，或沉弦，或脉结，或沉伏无力。

【禁忌】

凡阴虚火旺者、阴虚阳亢者及湿热内盛者不宜使用。

【适用疾病】

苓姜术桂汤用于治疗心绞痛、心脏神经官能症、胃下垂、梅尼埃病等疾病。

【医案举隅】

胃痛（刘崇新医案）

刘某，女，53岁，农民。初诊：1997年11月6日。主诉及病史：慢性胃炎15年，胃痛常作，受凉加重，喜热喜按，泛吐清水，神疲乏力，四末欠温，大便溏。诊查：舌淡苔白，脉濡。辨证：脾阳失运，寒湿内停，胃失和降。处方：茯苓20g，炙桂枝9g，炒白术12g，炙甘草3g，干姜9g，高良姜12g，吴茱萸6g，半夏10g，陈皮12g，砂仁6g。上方服完4剂，痛止冷减，7剂后诸症渐退。

鹿附汤

【条文】

湿久不治，伏足少阴，舌白身痛，足胕水肿，鹿附汤主之。（《温病条辨》下焦43）

【组成】

鹿茸（五钱），附子（三钱），草果（一钱），菟丝子（三钱），茯苓（五钱）。

【使用指征】

（1）足背水肿，身痛。

（2）腰脊冷痛，筋骨痿软，崩漏带下，小便清长。

（3）舌象：舌淡，苔白腻。

（4）脉：沉。

【禁忌】

凡阴虚阳亢者，血分有热，胃火盛或肺有痰热以及外感热病者禁服。

【适用疾病】

鹿附汤用于治疗慢性肾炎[331]等疾病。

【现代药理研究】

鹿附汤具有抗炎、调节免疫[332][333]等作用。

【医案举隅】

慢性肾炎水肿（蒋良述医案）

蔡某某，男，38岁。主诉及病史：水肿病已半年之久，重庆某院诊断为"慢性肾炎"。治疗无效。诊查：脉沉细无力，形羸色淡，食欲不振，身肿，下肢独甚，两脚冷如冰。辨证：脾阳下陷、真火衰微。处方：鹿附汤加白术、肉桂。鹿茸片5g，附子10g，草果10g，菟丝子10g，茯苓20g，白术15g，肉桂6g，煎服。进药1剂后温回、尿增，肿消逾半。复诊脉稍有力，肿虽消而食欲欠佳，兼有腹鸣微痛，更方用桂附六君子汤方，大补脾肾。调理2周，水肿全消。

M

麻杏石甘汤

【条文】

喘咳息促，吐稀涎，脉洪数，右大于左，喉哑，是为热饮，麻杏石甘汤主之。（《温病条辨》下焦48）

【组成】

麻黄（去节，三钱），杏仁（去皮尖碾细，三钱），石膏（碾，三钱），甘草（炙，二钱）。

【使用指征】

（1）发热，汗出时多时少，体温或升或降，口渴欲饮。

（2）咳喘，甚或气急鼻煽，咳痰不爽，吐痰稠黏。

（3）形寒，胸闷。

（4）舌象：苔薄腻较干，或薄白，或黄。

（5）脉：滑数。

【禁忌】

风寒咳喘，痰热壅盛者不宜使用。

【适用疾病】

麻杏石甘汤用于治疗感冒[334]；上呼吸道感染[335]；支气管炎[336]；肺炎[337]；支气管哮喘[338]；慢性阻塞性肺疾病[339]；过敏性鼻炎[340]；中枢性高热[341]；感染性心内膜炎[342]；肺癌[343]；慢性荨麻疹[344]；喉炎[345]；口腔溃疡[346]

等疾病。

【现代药理研究】

麻杏石甘汤具有加强机体的免疫功能[347]；可使流感病毒引起的失衡的肠道菌群恢复正常[348]；减轻细胞自噬，发挥其防治 A 型流感病毒的作用[349]；抗病毒的作用[350]；通过破坏流感病毒 RNA 和蛋白质合成，抑制流感病毒增殖[351]；通过抑制白细胞黏附、减少炎性因子释放与炎性细胞浸润改善内毒素引起的肺间质水肿，发挥其抗炎作用[352]；调控肺炎链球菌感染的肺泡上皮细胞，下调促凋亡蛋白表达，上调抗凋亡蛋白表达，维持肺泡上皮细胞生长与凋亡相对恒定，可以有效抑制肺炎链球菌的感染[353]；减少血浆和肺组织 NO、ET-1 的合成和释放，以此降低气道高反应性，达到解痉平喘的作用[354]；有效抑制肺组织 MMP-9 和 TIMP-1mRNA 的表达，改善哮喘模型小鼠的气道重塑状态[355] 等作用。

【医案举隅】

结膜炎（闫云科医案）

刘某，女，13 岁。主诉及病史：素体健鲜病，活泼可爱。近 3 个月余，双目红赤，泪如泉涌，眼科诊断为结膜炎。经脱敏、消炎不效，来看中医。患儿双眼肉轮血丝鲜红，泪水汩汩，瘙痒甚，微痛。醒后双睑胗封无隙。耳郭后，及鼻腔湿疮满布，形如粟米。抓破者有淡黄色水液渗溢，部分已结痂。鼻时塞，流清涕，微咳嗽。纳便正常，喜食水果。诊查：舌淡红，苔薄白，脉滑略数。观其脉证，此目疾、浸淫疮皆为湿蕴于内，复感风热，肺气失宣，风、热、湿内郁所致。治当宣肺、清热、化湿，同步进行。处方：麻杏石甘汤加味：麻黄6g，杏仁10g，石膏30g，甘草4.5g，薏苡仁15g，苍术15g，苍耳子10g，2剂水煎服。

二诊：进药后鼻塞解，咳嗽止，眼泪大减，目赤亦轻，尤为明显者湿疹不再渗溢。原方续服3剂。

三诊：进药后目红、瘙痒止，耳后皮肤结痂，逐渐脱落痊愈，嘱服参苓白术散1个月，以防复发。

麦冬麻仁汤

【条文】

疟伤胃阴，不饥不饱，不便，潮热，得食则烦热愈加，津液不复者，麦冬麻仁汤主之。（《温病条辨》中焦78）

【组成】

麦门冬（连心，五钱），火麻仁（四钱），生白芍（四钱），何首乌（三钱），乌梅肉（二钱），知母（二钱）。

【使用指征】

（1）午后潮热，进食后心烦燥热加重，不知饥饿，大便不通。

（2）舌象：舌红，苔少而干。

（3）脉：细数。

【禁忌】

（1）脾虚便溏者慎用。

（2）孕妇禁用。

（3）肾虚阳痿、遗精者不宜用。

【适用疾病】

麦冬麻仁汤用于治疗功能性便秘[356]等疾病。

【医案举隅】

便秘（吴华堂医案）

李某，男，89岁。初诊：2015年3月18日。主诉及病史：患者于1个多月前曾因肺部感染就诊于当地医院，接受抗感染、解痉、止咳化痰、补液、退热等对症支持治疗，后患者病情好转3月3日出院。既往有大便干结难解的病史，平均每周2次，有时需使用"开塞露"等药物辅助排便，自上次出院后患者大便干结症状加重，最后一次排便至就诊时已逾7天。刻诊：大便干结难解，虽有便意但努挣难出，时感腹胀，口渴欲饮，饮水量适中，时有气促，无咳嗽咳痰，双目干涩，球结膜稍充血，手足心时有汗出，晨起时食欲不佳，每于食后感周身烘热，小便频数、黄赤涩痛，夜寐一般。查体：面色稍红，心肺（-），腹平坦、柔软，无腹肌紧张，全腹无压痛、反跳痛，可于左侧下腹部及剑突下扣及条索状物，听诊肠鸣音稍减低。诊查：舌红，苔少而糙，脉弦细。辅助检查：腹部立位片：结肠积气征象。切思此证乃年老体虚，阴液伤于先，而受热病之后阴液更虚，且肺与大肠相表里，邪热扰肺，肺失宣降，津液不能下达肠道以润之。处方：麦冬麻仁汤加减。麦门冬15g，火麻仁15g，玄参15g，细生地15g，白芍9g，乌梅肉3g，芦根30g（先煎），知母6g，决明子9g。5剂。煎法：先以水8杯，煮芦根减2杯，内诸药，煮取2杯，渣再煮1杯兑服。服法：中餐后候一刻，待口渴时，顿服1剂，不知则晚餐后如法再服，大便得通后则日服1剂，每午、晚餐后如法服一半。

二诊（2015年3月25日）：进药2剂后大便已通，后3剂已按日服完，现大便得通，每天1次，但仍稍干燥，难以挣出，稍有腹胀，尿色转清，无涩痛，双目干涩较前缓解，球结膜已无充血，已无口渴，饮水正常，手足心仍时有汗出，口淡，晨起时仍稍感食欲不佳。诊查：舌淡红，舌苔转润而较前为多，脉仍弦细。辅助检查：腹部立位片未见明显异常。现患者腑气得通，津液已复八九，然年事已高，真阴不足，胃阳亦虚，故以原方去芦根、知母、决明子，减火麻仁为9g，加女贞子9g、墨旱莲9g、枸杞子15g、炒麦芽15g。7剂，以水5杯，煮取2杯，渣再煮1杯兑服，每天1剂，早饭后于药中兑生姜汁1小杯，晚饭后则毋需兑，直接温服。

三诊（2015年4月1日）：进药后患者现大便每天1次，质软成型，双目已不干涩，早餐时食欲渐增，手脚心已不甚出汗。诊查：舌淡红，苔薄白而稍润，脉弦。患者现津液已复，然年事甚高，真阴之亏损难复，不可强求；胃阳之虚弱渐瘥，故嘱患者仍继前方加肉苁蓉9g，隔天1剂，煎服法同前，以保天年。

P

普济消毒饮去升麻柴胡黄芩黄连

【条文】

温毒咽痛喉肿，耳前耳后肿，颊肿，面正赤，或喉不痛，但外肿，甚则耳聋，俗名大头温、虾蟆温者，普济消毒饮去柴胡、升麻主之，初起一二日，再去芩、连，三四日加之佳。（《温病条辨》上焦18）

【组成】

连翘（一两），薄荷（三钱），马勃（四钱），牛蒡子（六钱），芥穗（三钱），僵蚕（五钱），元参（一两），银花（一两），板蓝根（五钱），苦梗（一两），甘草（五钱）。

【使用指征】

（1）恶寒发热，头面红肿焮痛，目不能开。

（2）咽喉不利、舌燥口渴。

（3）舌象：舌红苔白兼黄。

（4）脉：浮数有力。

【禁忌】

凡阴虚阳亢者、脾胃虚寒者应慎用。

【适用疾病】

普济消毒饮用于治疗流行性腮腺炎[357]；急性扁桃体

炎[358]；淋巴结炎[359]；传染性单核细胞增多症[360]；带状疱疹[361]；水痘[362]；丹毒[363]；痤疮[364]；扁平疣[365]；急性结膜炎[366]；乳蛾[367]；手足口病[368]；急性咽喉炎[369]；智齿冠周炎[370]；慢性化脓性中耳炎[371]；亚急性甲状腺炎[372]；疱疹性咽炎[373]；面神经炎[374]；小儿霰粒肿等疾病。

【现代药理研究】

普济消毒饮对化脓性链球菌具有较好的抑菌作用[375]；抗细菌、抗病毒，增强机体免疫能力，降低血清 TRAb、TPOAb 水平，进而降低 FT_3、FT_4 水平[376]；对急性感染性疾病的治疗效果显著，尤其是病毒感染性疾病，如腮腺炎、淋巴结肿大、淋巴结炎等上焦系病症[377]。

【医案举隅】

小儿霰粒肿（李江全医案）

患儿男性，1 岁半。初诊：2016 年 12 月 6 日。主诉及病史：因"双眼下睑肿块 1 个月余"就诊。患儿一个月前无明显诱因左眼下睑眼角处先出现粟粒样大小肿块，皮色正常，一月来肿块逐渐增大至绿豆样大小，近来皮色红，右眼下睑处复起粟粒样大小肿块，患儿无哭闹，晨起眼眵较多，曾就诊于儿童医院，建议手术切除，家长考虑患儿年幼，未行手术，选择保守治疗，遂来本院就诊。刻下：双眼下睑各见一肿块，色红，无哭闹，无发热恶寒，无鼻塞流涕，纳食欠佳，平素偏食，喜食肉类，寐尚安，小便正常，大便 2~3 日 1 次，质硬。诊查：双眼下睑结膜充血，下眼睑红，左侧下睑可触及一绿豆大小硬核，右眼下睑可触及一粟粒大小硬核，皮色红；形体偏瘦，咽充血，扁桃体未见肿大，心肺（－）；诊查：舌红，苔黄。中医诊断：胞生痰核；辨证：脾胃积热兼风热上攻证。治法：疏风清热解毒，活血化痰散结。处方：普济消毒饮加减。黄连3g，金银花10g，连翘10g，升麻3g，陈皮10g，防风6g，白芷6g，当归10g，皂角刺6g，浙贝母10g，炒白芍10g，赤芍10g，厚朴10g，焦山楂10g，蒲公英10g，甘草4g。7剂，1剂/日，每剂煎100~150mL，分3~5次口服。

二诊（2016年12月13日）：进药后患儿双眼下睑红肿明显消退，硬核未见明显缩小，查体双侧睑结膜充血较前减轻，下睑发红减轻，诊查：舌红，苔薄黄，效不更方，前方继服14剂。

三诊（2016年12月27日）：进药后患儿双眼下睑轻度发红，两侧下睑硬核均较前缩小，左眼缩小明显，眼眵分泌较前减少，纳食一般，大便每日1次，质稍硬。诊查：舌红，苔薄白。上方去胡黄连、防风、白芍，加玄参10g。14剂，每日1剂，水煎服。

四诊（2017年1月10日）：进药后患儿双眼下睑皮色正常，两眼下睑硬核不显，眼眵分泌正常，纳寐正常，大便日2次，质软；查体：双眼下睑结膜无明显充血，皮色正常，左眼下睑可触及小米粒大小硬核，右眼下睑未触及硬核；咽部无充血。诊查：舌淡红，苔薄白。经治疗，患儿双眼硬核基本消失，治疗期间未见反复，病愈，考虑本病复发与脾胃虚弱相关，予后续调理脾胃功能，以健脾理气，化痰散结为法，处方：太子参10g，炒白术10g，茯苓10g，生薏苡仁15g，藿香6g，佩兰6g，当归6g，赤芍10g，玄参10g，浙贝母10g，六神曲10g，苏梗10g，蒲公英10g，甘草4g。14剂，每日1剂，水煎服，100~150mL，分3~5次口服。患儿前后服药近2个月，随访2个月，病情告愈，未见复发。

Q

翘荷汤

【条文】

燥气化火，清窍不利者，翘荷汤主之。（《温病条辨》上焦57）

【组成】

薄荷（一钱五分），连翘（一钱五分），生甘草（一钱），黑栀皮（一钱五分），桔梗（二钱），绿豆皮（二钱）。

【使用指征】

（1）耳鸣目赤，牙龈肿胀，咽喉肿痛。

（2）心烦，心中懊憹。

（3）小便色黄，大便干结。

（4）舌象：舌质红，苔薄黄。

（5）脉：弦数。

【禁忌】

脾胃虚寒者慎用。

【适用疾病】

翘荷汤适用于治疗湿热蕴结证痤疮[378]；疱疹性口腔炎[379]；灼口综合征[380]；儿童疱疹性咽峡炎[381]；喉源性咳嗽[382]；风热外袭型咽痛[383]；急性咽炎[384]；急性扁桃体炎[385]；鼻异味症[386]；鼻咽癌[387]；小儿外感高热（既可内服也可灌肠）[388][389]；外感燥热头痛[390]；手足口病[391]；邪热犯肺型慢性肾病血尿[392]；慢性肾脏病（CKD）1-3a期患者的外感邪热证[393]；早期干燥综合征[394]等疾病。

【医案举隅】

鼻异味症（朱其恩医案）

马某，男，54岁。初诊：2015年1月19日。主诉及病史：间断鼻中焦煳味3个月，无规律性发作，偶有不闻香臭，鼻中干燥，无疼痛，无衄血，无鼻塞、流涕等其他不适症状，曾自服多种抗炎药物治疗，均未见明显好转，发病期间未行系统检查，自发病以来，偶有口渴、咽干、大便偏干。诊查：舌质淡红，边有齿痕，苔薄白，脉弦。中医诊断：鼻异味症，肺燥津伤证。西医诊断：萎缩性鼻炎。治法：清解燥热，辛香通窍。处方：翘荷汤。辛夷6g（包煎），白芷6g，薄荷9g（后下），赤小豆12g，黄芩6g，连翘6g，甘草6g，栀子6g，桔梗9g，白术15g，白扁豆15g，白豆蔻9g（后下），5剂水煎服。

二诊（2015年1月29日）：药后自觉上述症状好转，

焦煳味消失，唯今日晨起又觉稍有异味，鼻中燥甚，查舌脉同前。在上方基础上，去白扁豆，加元参12g，荆芥穗6g，将白术增至30g，赤小豆增至15g，更服5剂。

随访：一个月余诸证皆去。

原按：若燥火盛而耳鸣者，加羚羊角、苦丁茶清胆经燥热；若燥热熏灼肝经而见目赤者，加鲜菊叶、苦丁茶、夏枯草清肝经之热；若燥火伤肺而见咽痛甚者，加牛蒡子、黄芩清肺利咽。

千金苇茎汤加滑石杏仁汤

【条文】

太阴湿温喘促者，千金苇茎汤加杏仁、滑石主之。(《温病条辨》上焦47)

【组成】

苇茎（五钱），薏苡仁（五钱），桃仁（二钱），冬瓜仁（二钱），滑石（三钱），杏仁（三钱）。

【使用指征】

（1）发热，呼吸急促，喘息不止，不得安宁，吐浓痰。

（2）舌象：舌苔淡黄滑腻。

（3）脉：濡滑。

【禁忌】

寒饮者禁用。

【适用疾病】

千金苇茎汤临证加减可应用于治疗小儿肺炎支原体肺炎（痰热闭肺证）[395]；重症肺炎[396]；慢性阻塞性肺疾病、肺心病[397]、痰瘀互结型肺栓塞[398]、哮喘[399]、百日咳[400]、支气管扩张[401]；慢性支气管炎[402]；肺小结节[403]；肺脓肿[404]；肺癌及其术后[405][406]；热毒壅肺型肺腺癌[407]；慢性脓胸[408]；急性鼻窦炎[409]；慢性上颌窦炎[410]；目之疮疡[411]；肝脓肿[412]；溃疡性结肠炎[413]；湿疹、肠痈[414]；尿浊[415]；急性肾盂肾炎[416]；痛风[417]；腰椎退行性疾病[418]；原发性纤毛不动综合征[419]等疾病。

【现代药理研究】

千金苇茎汤具有抗炎[420]，抑制氧化应激[421]，调节免疫[422]，抑制气道重塑[423]，抗肿瘤[424]，改善肺血流动力学[425]作用。滑石具有抗菌作用[426]。杏仁具有镇咳平喘[427]，抗炎镇痛[428]，抗肿瘤[429]，抗氧化[430]，抗器官纤维化[431]；具有免疫系统作用[432]；消化系统作用[433]；心血管系统作用[434]；降血糖[435]，杀虫[436]等作用。

【医案举隅】

腰痛病（高景华医案）

患者，女，64岁。初诊：2019年9月24日。主诉及病史：腰痛伴左下肢麻木3年余，间歇性跛行100m，加重2个月。现症见：腰痛伴左下肢麻木，症状以左侧大腿外侧、小腿后及足底明显，不耐久坐，久行，间歇性跛行超过100m，腰膝发凉，劳累或遇风寒湿时腰及左下肢症状加重，二便可，纳可，眠差。诊查：舌质黯，苔白腻，舌下脉络迂曲色紫，脉弦细。体格检查：腰椎后伸受限，L4/5 棘旁压痛（＋），放射痛（＋），叩击痛（＋），直腿抬高试验（＋）。辅助检查：腰椎 MRI 示 L4/5 椎间盘突出，相应节段继发性椎管狭窄。西医诊断：腰椎管狭窄症。中医诊断：腰痛病；辨证：肝肾亏虚，痰瘀互结。予千金苇茎汤合三圣汤加味，处方：芦根 60g，麸炒薏苡仁 30g，桃仁 15g，冬瓜子 15g，生杜仲 30g，生白术 15g，山茱萸 12g，鸡血藤 15g，苏木 6g，蒲黄 10g（包煎），五灵脂 10g（包煎），牛膝 12g，蜈蚣 3g，土鳖虫 3g。14 剂，水煎服，每日 1 剂，早晚分服。如有不适随时就诊。

二诊（2019 年 10 月 9 日）：服药后患者腰痛及左下肢麻木明显减轻，行走距离超过 200m，二便可，纳眠可，舌质黯，苔薄白滑，舌下脉络仍迂曲色红，脉弦滑。继服上方 7 剂，水煎服，每日 1 剂，早晚分服。

三诊（2019 年 10 月 13 日）：服药后患者腰痛及下肢麻木基本消失，行走距离可达 500m，小腿偶有抽筋，大便稍稀，小便可，纳眠可。舌质黯，苔薄白，舌下脉络迂曲不粗大，脉沉细。处方：上方去蒲黄、五灵脂、蜈蚣、土鳖虫，加木瓜 12g，将生白术改为麸炒白术，14 剂，水煎服，每日 1 剂，早晚分服。

2 周后电话随访，患者诸症好转，嘱患者避风寒，注意休息，如有不适及时复诊。

青蒿鳖甲汤

【条文】

脉左弦，暮热早凉，汗解渴饮，少阳疟偏于热重者，青蒿鳖甲汤主之。（《温病条辨》中焦83）

【组成】

青蒿（三钱），知母（二钱），桑叶（二钱），鳖甲（五钱），丹皮（二钱），天花粉（二钱）。

【条文】

夜热早凉，热退无汗，热自阴来者，青蒿鳖甲汤主之。（《温病条辨》下焦12）

【组成】

青蒿（二钱），鳖甲（五钱），细生地（四钱），知母（二钱），丹皮（三钱）。

【使用指征】

（1）夜热早凉，热退无汗。

（2）低热缠绵，口渴喜饮，或能食形瘦。

（3）五心烦热，潮红盗汗，少寐多梦，口干咽燥。

（4）舌象：舌红少苔。

（5）脉：细数。

【禁忌】

（1）若阴虚兼有痰湿、瘀血等征象应临证选方，不宜拘泥。

（2）阴虚易作动风者不宜使用。

【适用疾病】

青蒿鳖甲汤用于治疗各种原因引起的发热[437][438][439]；衄血[440]；Still病[441]；老年肺炎[442]；新型冠状病毒肺炎[443]；系统性红斑狼疮[444]；狼疮性肾炎[445]；干燥综合征[446]；传染性单核细胞增多症[447]；月经先期、围绝经期综合征[448]；乳腺癌[449]；肝癌[450]；肺癌骨转移[451]；白塞病[452]；各种皮肤病如痤疮、疖、口疮[453]；丘疹性荨麻疹[454]；结节性痒疹[455]；日光性皮炎[456]；红皮病型银屑病[457]；细菌感染性疾病[458]；肉芽肿性乳腺炎[459]；慢性盆腔炎[460]；附红细胞体病[461]；失眠[462]；盗汗[463]；HIV感染患者并发腹泻症[464]；颈性眩晕[465]；糖尿病[466]；肺心病急性发作[467]；慢性肾功能衰竭[468]；特发性血小板减少性紫癜[469]；肠伤寒及副伤寒[470]；小儿佝偻病[471]；小儿夜啼[472]；急性髓性白血病[473]等疾病。

【现代药理研究】

对青蒿鳖甲汤药理研究发现其可以阻止白血病细胞增殖进程，促进白血病细胞凋亡，降低白血病细胞含量，提高免疫力促进分泌IL-12，增加抗肿瘤作用[474]；抗血管新生[475]；调节脂质代谢[476]；调节炎症反应[477]；维持免疫平衡[478]；调节肠道菌群[479]；调节激素分泌[480]；抗氧化[481]等作用。

【医案举隅】

1. 低热（刘渡舟医案）

许某某，男，46岁。1997年4月16日初诊。主诉及病史：近1个月来，自觉每天下午周身发热，清晨午前身凉无热，发热时体温37.5℃左右，发热原因不明。平时口渴，尿黄，面生痤疮。诊查：舌红，苔焦，少津。从阴津不足，少阳之热伏于阴分论治，处方：青蒿鳖甲汤加减。青蒿4g，鳖甲15g（先煎），丹皮10g，知母8g，地骨皮10g，石斛30g，柴胡10g，黄芩3g。7剂。

二诊（1997年4月23日）：服药后下午仅觉身有微热，体温正常。舌黑而干。继续用上方化裁：青蒿4g，鳖甲15g（先煎），丹皮10g，知母8g，生地黄15g，石斛30g，地骨皮15g，柴胡10g，黄芩3g。7剂。

三诊（1997年4月30日）：药后已不发热，面部痤疮也有减轻，改用凉血滋阴解毒法治疗痤疮。

2. 月经先期（张文选医案）

王某，女，22岁。初诊：2005年3月10日。主诉及病史：患者半年来月经每15~20天一行，经色鲜红，夹小血块，经前腹痛，每次月经3~4天。平时心烦，大便偏干，手足发热，有时颜面发烧，面部散在痤疮。诊查：舌红赤、苔薄黄，脉弦细数。处方：青蒿15g，生鳖甲15g（先煎），生地黄12g，知母10g，丹皮10g，赤芍10g，地骨皮10g，黄芩10g，黄柏10g，黄连6g，酒大黄3g。6剂。其后患者因感冒来诊，述上方服5剂，月经来潮心情舒畅。

从此月经周期正常，再未服药。

清宫汤

【条文】

温毒神昏谵语者，先与安宫牛黄丸、紫雪丹之属，继以清宫汤。（《温病条辨》上焦21）

暑温蔓延三焦，舌滑微黄，邪在气分者，三石汤主之；邪气久留，舌绛苔少，热搏血分者，加味清宫汤主之；神识不清，热闭内窍者，先与紫雪丹，再与清宫汤。（《温病条辨》中焦41）

【组成】

元参心（三钱），莲子心（五分），竹叶卷心（二钱），连翘心（二钱），犀角尖（代用品，磨冲，二钱），连心麦门冬（三钱）。

【使用指征】

（1）发热心烦，神识异常，舌强语謇，烦乱，或斑疹隐隐。

（2）汗出过多，口干。

（3）舌象：舌赤或绛，苔少。

（4）脉：细数。

【禁用】

舌苔白滑者慎用。

【适用疾病】

清宫汤适用于各种妇科疾病如崩漏[482]；不孕症[483]；产后恶露不尽[484]；产后胎盘滞留不下[485]；慢性盆腔炎[486]；未破损异位妊娠[487]；药物流产后阴道异常出血[488]；年老经水复行[489]；子宫肌瘤[490]；肝炎肝硬化（病毒性肝炎的临床分型）[491]；病毒性肝炎心肝火旺型[492]；心动过速或有不同性质的早搏[493]；病毒性心肌炎[494]；急性发散性病毒性脑炎[495]；流行性乙型脑炎[496]；急性呼吸系统感染[497]；肿瘤放化疗自汗[498]；焦虑症[499]；失眠[500]；狂证[501]；中风（急症）[502]；复发性口腔溃疡[503]等疾病。

【现代药理研究】

清宫汤具有镇静催眠[504]；抗炎，提高免疫，促进子宫收缩[505]等作用。

【医案举隅】

狂证（唐戈医案）

白某，女，31岁。初诊：1983年6月21日。主诉及病史：1年前，患者因爱人工作调动曲折，出现整日情绪低沉，少与人交往，失眠，悲观厌世，对周围一切不感兴趣，时有自杀轻生念头，但无自杀行为。省立医院诊断为"抑郁性神经症"，服阿米替林、多虑平后，病情有缓解，继而出现通夜不能入睡，整日坐立不安，兴奋话多，常无故发脾气、打烂东西，再服阿米替林、多虑平无效，而求中医诊治。诊查：面色红、口唇干燥，未大便、舌质红、苔黄干厚腻。治法：疏郁通腑，凉营安神。处方：清宫汤加减：

玄参、黄连各 12g，柴胡、麦门冬各 15g，生地黄、连翘、石莲各 20g，栀子、沉香、芒硝各 10g，水牛角粉 30g，朱砂 3g（分次兑服），每日 1 剂水煎服。

二诊（1983 年 7 月 2 日）：服药后唯夜间入睡难、多汗，继上方加青蒿、牡丹皮、龟板各 12g。

三诊：服药后唯夜间易醒，继上方去柴胡、芒硝，加酸枣仁 15g，知母 15g，共细末，炼蜜为丸，每次 3g，日服 3 次。后随诊：服药 9 个月后一切如故，病无反复。

清络饮

【条文】

手太阴暑温，发汗后，暑证悉减，但头微胀，目不了了，余邪不解者，清络饮主之，邪不解而入中下焦者，以中下法治之。（《温病条辨》上焦 27）

手太阴暑温，但咳无痰，咳声清高者，清络饮加甘草、桔梗、甜杏仁、麦门冬、知母主之。（《温病条辨》上焦 28）

暑温寒热，舌白不渴、吐血者，名曰暑瘵，为难治，清络饮加杏仁、薏仁、滑石汤主之。（《温病条辨》上焦 32）

【组成】

鲜荷叶边（二钱），鲜银花（二钱），西瓜翠衣（二钱），鲜扁豆花（一枝），丝瓜皮（二钱），鲜竹叶心（二钱）。

【使用指征】

（1）身热口渴不甚；头目不清、昏眩，头微微作胀。

（2）舌象：舌淡红，苔薄白。

（3）脉：数。

【禁忌】

若暑温表寒较重，或热渴大汗，或汗多脉散大，喘咳欲脱者，均不宜使用。

【适用疾病】

清络饮用于治疗类风湿关节炎[506]；高尿酸血症[507]；系膜增生型紫癜性肾炎[508]；特发性肺纤维化[509]；慢性乙肝肝纤维化[510]；糖尿病肾病[511]；吐血[512]；乙型脑炎[513]；小儿暑风[514]；风湿热[515]；暑热[516]等疾病。

【现代药理研究】

清络饮具有抗炎、改善大鼠滑膜血管翳和滑膜组织增生[517]等作用。

【医案举隅】

暑风（支气管肺炎）（张寿民医案）

陈某某，男，1岁。初诊：1980年7月21日。主诉及病史：患儿近1个月来发热，咳嗽，气促，痰少，精神萎靡，吃乳少，大便正常。门诊以"暑温，支气管肺炎"收入院。诊查：体温39.1℃，脉搏160次/min，呼吸4次/min，发育正常，母乳哺育，面色苍白，汗出，呼吸急促，鼻翼煽动，胸高撷肚，口唇干燥发绀，喉头有痰声，抽搐，角弓反张，舌红苔黄，指纹红紫，心率160次/min，心律尚齐，两肺可闻及明显湿性啰音。立即给抗菌药、地塞米松、碳酸氢钠和输氧等，中药予羚角钩藤汤之类，病无好转。7月22日上午会诊：发热39℃，神昏，咳嗽，气促，鼻翼煽动，抽搐握拳，角弓反张，摇唇弄舌，角膜反射存在，瞳孔较正常人明显缩小，等圆等大，对光反射存在，心率200次/分，律齐，两肺有干湿性啰音，舌红苔黄，指纹红紫。中医认为属肝热生风，治宜平肝息风，方用羚角钩藤汤加洋参、蜈蚣、全蝎、抗热牛黄散等。西医诊为中毒性肺炎，继用上药加鲁米那镇痉。经上述中西医处理后，病情未能控制。中午12时又高热，神昏，呼吸急促，鼻翼煽动，抽搐加重，角弓反张，脉舌如前，病情愈剧，已入险途。请张老诊视。张老指出，此乃暑风之证。暑温温热不降，抽风当不止，先用雄黄20g研末加1~2个鸡蛋白，调敷胸腹消热解毒，透邪外出，次用鲜荷叶铺地，令其卧之以解暑退热，再服"清络饮"处方：清络饮加减：鲜荷叶6g，扁豆花6g，鲜竹叶6g，金银花6g，丝瓜络6g，鲜西瓜翠衣20g，每日1剂水煎服。西药只给氧和支持疗法，停用抗痉退热之药。经上述处理后，体温逐渐下降，抽搐等症逐渐减轻。7月23日：发热38.2℃，神志清楚，呼吸平稳，眼球灵活，弄舌频频，抽搐小发作，间隔时间明显延长，舌红苔黄少津，指纹红紫。此乃暑热伤津，停止给氧，仍守上方，日1剂，夜1剂，西药给支持疗法。7月24日，患儿抽搐未作，弄舌已止，能入睡，偶有低热，烦躁，精神尚好，呼吸平稳。至此，病已转入坦途，改用王氏清暑益气汤善后：朝白参 6g，知母 6g，生甘草 3g，竹叶 10g，麦门冬 6g，石斛 10g，荷叶 6g，西瓜翠衣 20g。

清暑益气汤

【条文】

《金匮》谓太阳中暍，发热恶寒，身重而疼痛，其脉弦细芤迟，小便已，洒然毛耸，手足逆冷，小有劳，身即热，口开前板齿燥，若发其汗，则恶寒甚，加温针，则发热甚，数下，则淋甚，可与东垣清暑益气汤。（《温病条辨》上焦23）

【组成】

黄芪（一钱），黄柏（一钱），麦门冬（一钱），青皮（一钱），白术（一钱五分），升麻（三分），当归（七分），炙甘草（一钱），神曲（一钱），人参（一钱），泽泻（一钱），五味子（八分），陈皮（一钱），苍术（一钱五分），葛根（三分），生姜（二片），大枣（二枚）。

【使用指征】

（1）脘腹痞胀，四肢倦怠，眩晕，气短，汗出，纳呆。

（2）心烦，肌肤热。

（3）小便黄数，大便溏薄。

（4）舌象：舌胖苔白腻。

（5）脉：虚。

【禁忌】

外感疾病应慎用。

【适用疾病】

清暑益气汤适用于治疗免疫性血小板减少症[518]；慢性疲劳综合征[519]；暑湿感冒、代谢综合征、慢性腹泻、癌症化疗后功能性发热[520]；湿温[521]；荨麻疹[522]；梅雨季癌症并发症[523]；头痛[524]；舌疮、便秘、腹泻、牙龈痛、脱发、感冒迁延不愈[525]；小儿厌食、小儿盗汗[526]；嗜睡[527]；2型糖尿病口渴症、病态窦房结综合征心悸症[528]；夏季低血压[529]；格林巴利综合征（痿证）、厥证（晕厥）[530]；药物性胃炎[531]；夏季哮喘[532]；顽固性口腔溃疡、外阴白斑[533]；非特异性结肠炎[534]等疾病。

【现代药理研究】

清暑益气汤具有提高机体内抗氧化酶的活性[535]；降低脑组织自由基损伤[536]；改善IR，保护β细胞[537]；抗炎[538]等作用。

【医案举隅】

眩晕（颜正华医案）

赵某，男，68岁。主诉及病史：眩晕十余年，发则头晕如空，目眩畏光，耳鸣如蝉，伴有神萎乏力，短气不欲言，下肢软。脑血流图提示脑动脉硬化。诊查：舌淡紫苔薄白，脉细弦，证属清阳不升，瘀浊内阻。处方：清暑益气汤加减：黄芪15g，党参9g，苍术9g，白术9g，升麻6g，葛根9g，当归9g，丹参30g，川芎9g，红花9g，青皮6g、陈皮6g，黄柏6g，生甘草3g。6剂后，眩晕即减，服药1个月，诸症悉平。

清营汤

【条文】

阳明温病，舌黄燥，肉色绛，不渴者，邪在血分，清营汤主之。若滑者，不可与也，当于湿温中求之。（《温病条辨》中焦20）

【组成】

犀角（代用品，三钱），生地黄（五钱），元参（三钱），竹叶心（一钱），麦门冬（三钱），丹参（二钱），黄连（一钱五分），金银花（三钱），连翘（连心用，二钱）。

【使用指征】

（1）心神烦躁，神志异常，时有谵语，夜寐不安，身热夜甚。

（2）斑疹隐隐，或出血，或卒然痉厥，手足瘛疭。

（3）小便赤，大便燥结。

（4）舌象：舌绛而干。

（5）脉：细数。

【禁忌】

舌苔白滑者不宜使用，以防滋腻助湿留邪。

【适用疾病】

清营汤用于治疗各种皮肤病，如玫瑰痤疮[539]、寻常型重症药疹[540]、糖尿病皮肤斑疹或瘙痒[541]、面部激素依赖性皮炎[542]、带状疱疹[543]、急性紫癜[544]、红皮病[545]、白疕[546]、湿疹等；各类风湿免疫病如系统性红斑狼疮、皮肌炎[547]等；烧烫伤、手足口病、糖尿病视网膜病变、慢性盆腔炎[548]；胆囊炎、尿路感染、扁桃体炎[549]；全身炎性反应综合征[550]等疾病。

【现代药理研究】

清营汤具有延缓变态反应发生、改善血液循环[551]；具有保护肝功能，改善肝组织纤维化的作用[552]；改善凝血功能，通过降低血浆 D- 二聚体、vWf（血管假性血友病因子）水平，改善免疫功能[553]；提高细菌对抗生素的敏感性，增强抗生素的杀菌作用[554]；改善脂多糖引起的脑微血管渗出[555]；减轻全身炎症反应，减轻多脏器损害，一定程度上对肾功能起到保护作用[556]；改善肝功能[557]；延缓并减轻肺纤维化[558]等作用。

【医案举隅】

急性期丹毒（李春艳医案）

患者王某，女，45 岁，2015 年 7 月 15 日初诊。以左下肢皮色发红伴肿胀疼痛为主诉就诊。患者既往丹毒史，3 天前无明显诱因出现上述症状伴全身寒战、发热，在当地诊所按"发热"给予治疗，效不佳，症状逐渐加重。诊查：T 39.5℃，P 100 次 / 分，R 26 次 / 分，左下肢自膝以远皮色发红，状若涂丹，局部皮温高，伴肢体呈非凹陷性肿胀，压痛明显，足背有透明水疱，瘙痒不适，伴口干，纳差，睡眠一般，小便黄，大便偏干，一日 1 次。舌质红绛少苔，脉滑数。化验血：白细胞 13×10^9/L，中性粒细胞 79%。诊断：丹毒，证属湿热毒炽盛，互结于下肢，灼伤营阴。方选清营汤加减以清热利湿、凉血解毒。药方如下：水牛角 30g，生地黄 15g，牡丹皮 15g，黄连 9g，白茅根 30g，板蓝根 30g，金银花 15g，连翘 15g，玄参 30g，苍术 15g，黄柏 15g，薏苡仁 30g，甘草 10g，水煎服，每日 1 剂。外用如意金黄膏外敷，一日 1 次。二诊（2015 年 7 月 23 日）：7 天后体温即恢复正常，左下肢肿胀疼痛已明显减轻，皮色微红有白色脱屑，足背水疱干燥结痂。纳眠均可，小便黄，大便调。舌质红，苔黄腻，脉滑。守上方去苍术、黄柏、板蓝根，再进 10 剂。停用如意金黄膏。随访半年无再复发。

R

肉苁蓉汤

【条文】

噤口痢，胃关不开，由于肾关不开者，肉苁蓉汤主之。（《温病条辨》下焦 77）

【组成】

肉苁蓉（泡淡，一两），附子（二钱），人参（二钱），干姜炭（二钱），当归（二钱），白芍（肉桂汤浸炒，三钱）。

【使用指征】

（1）下痢日久，不能食，恶心呕吐。

（2）神衰，小便不通。

（3）舌象：舌淡苔白腻。

（4）脉：微。

【禁用】

阴虚火旺者慎用。

【适用疾病】

肉苁蓉汤用于治疗便秘[559]；便秘型肠易激综合征[560]等疾病。

【现代药理研究】

肉苁蓉汤具有调整肠道菌群失调的功能[561]。

【医案举隅】

便秘（刘显红、郑安敏医案）

患者，女，76岁，主诉大便干结状如羊粪5年，身体无他疾病。曾在多家医院治疗，服用六味安消胶囊、麻子仁丸、大黄苏大片、番泻叶、生大黄、果导片，其疗效时而有效，时而无效。本次再因大便干结状如羊粪而诊，刻下症见颜面痛苦，站卧不安，腹胀，腹痛，舌淡苔白，舌体胖大，舌边齿痕，脉沉。诊断为阴盛肠结型便秘，予以肉苁蓉汤滋肝润肠，以通大便。患者服用7剂后复诊，自述服用3剂后大便即通，继续服完药物，目前大便通畅，询问是否继续服用，笔者考虑患者年岁已高，便秘5年之久，故再予7剂，后回访大便一直通畅。

人参石脂汤

【条文】

久痢阳明不阖，人参石脂汤主之。（《温病条辨》中焦93）

【组成】

人参（三钱），赤石脂（细末，三钱），炮姜（二钱），白粳米（炒，一合）。

【使用指征】

（1）下痢稀薄，肢软神疲，食少纳呆，四肢欠温，畏寒怯冷。

（2）小便清长，甚者大便滑脱不禁。

（3）舌象：舌淡。

（4）脉：沉细而弱。

【禁忌】

阴虚内热者不宜服用。

【适用疾病】

人参石脂汤用于治疗肠伤寒等疾病。

【医案举隅】

肠伤寒（胡希恕医案）

程某，男，56岁。主诉及病史：患肠伤寒住院治疗40余日，基本已愈。惟大便泻下脓血，血多而脓少，日行3~4次，脘腹时痛，屡治不效。其人面色素来不泽，手脚发凉，体疲食减。诊查：六脉弦缓，舌淡而胖大。中医诊断：痢疾，脾肾阳虚，寒伤血络，下焦失约，属少阴下痢便脓血无疑，且因久痢之后，不但大肠滑脱，而气血虚衰亦在所难免。治当收涩固脱保元。处方：人参石脂汤加减：赤石脂30g（一半煎汤、一半研末冲服），炮姜9g，粳米9g，人参9g，黄芪9g。服3剂而血止，又服3剂大便不泻而体力较佳。转方用归脾汤加减，巩固疗效而告愈。

人参乌梅汤

【条文】

久痢伤阴，口渴舌干，微热微咳，人参乌梅汤主之。（《温病条辨》下焦70）

【组成】

人参，莲子（炒），炙甘草，乌梅，木瓜，山药。

【使用指征】

（1）下痢日久不愈，口渴引饮，低热，轻微咳喘，唇红而干，皮肤干燥。

（2）小便短少，甚至无尿，大便质稀如水。

（3）舌象：舌红少津，苔少或无苔。

（4）脉：细数。

【禁忌】

湿热、疫毒、寒湿所致痢疾者不宜使用。

【适用疾病】

人参乌梅汤用于治疗小儿气阴两虚证泄泻[562]；慢性功能性腹泻[563]；慢性萎缩性胃炎[564]；身眴动症，脾疳症，汗证[565]；呕吐，唇疮，眨眼，腹痛[566]等疾病。

【现代药理研究】

人参乌梅汤具有调控肠道菌群[567]；对结肠黏膜溃疡与破坏的腺体有改善作用[568]；对异常心肌酶具有改善作用[569]；抑制胃肠蠕动[570]等作用。

【医案举隅】

1. 萎缩性胃炎（李成泉医案）

梁某，男，35岁。初诊：1990年2月5日胃痛入院。经西药治疗，疗效不佳，4月5日停服西药，改为中药治疗。平素嗜食肥甘辛辣食物后，胃痛隐隐，胃中有灼热感，口渴不欲饮，大便干燥。诊查：舌红少津，脉细数。X线胃肠钡餐透视，诊断为萎缩性胃炎。中医诊断为胃痛，证属胃阴不足，处方：人参乌梅汤加减。人参10g，乌梅5g，木瓜12g，山药15g，莲子12g，甘草6g，加麦门冬12g，沙参18g，黄连6g，吴茱萸6g，水煎，口服2次。6剂后胃中已无灼热感，诸症减轻，继用人参乌梅汤。处方：人参10g，乌梅18g，山药15g，莲子15g，加生地黄8g，麦门冬12g，玉竹12g，腊梅花15g，甘草10g，水煎，每日2次，服药10剂后病愈出院。

2. 久泻（杨建东医案）

李某，男，2岁。初诊：1989年8月10日就诊。主诉及病史：腹泻已半月，每日6次，屡用西药，服葛根芩连汤、七味白术散各数帖罔效。诊见：前囟眼眶凹陷，肤燥神烦叼吵，泻下稀水便挟黄黏冻少许，气味酸臭，口渴引饮，愈饮愈泻，溲短黄，不欲食，进食则吐，唇红、舌红绛无津，苔如镜面。中医诊断：泄泻，为暑热邪客肠胃，泻下日久伤阴证。治法：清热化湿、益气生津。处方：西洋参6g，乌梅15g，莲子10g，山药15g，木瓜10g，炙甘草6g，黄连7g，石斛10g，白芍6g，山楂炭10g，葛根10g，五味子6g。3剂，加服清热解毒散3支。

二诊：进药后药下泻止，渴大减，稍进稀粥，吐止寐安，舌面扪之尚润。继服2剂。

三诊：进药后诸症除，惟唇舌稍红，苔薄。改投益胃养阴方3剂而收功。

S

三才汤

【条文】

暑邪久热，寝不安，食不甘，神识不清，阴液元气两伤者，三才汤主之。（《温病条辨》下焦39）。

【组成】

人参（三钱），天门冬（二钱），干地黄（五钱）。

【使用指征】

（1）夜寐不安，唇干口燥，精神萎靡，饮食无味，倦怠乏力。

（2）舌象：舌红，少苔。

（3）脉：细弱。

【禁忌】

若气阴虽伤，而暑热未尽者，三才汤不可使用，当用王氏清暑益气汤治之。

【适用疾病】

三才汤用于治疗早泄[571]；糖尿病[572]；围绝经期心悸[573]；淋浊（尿路感染、蛋白尿、乳糜尿、泌尿道结石等）；巅顶头痛[574]；麻疹并发溶血性贫血[575]；斑秃，闭经[576]；便秘，右颌关节炎[577]；肺癌[578]等疾病。

【现代药理研究】

三才汤具有降低空腹血糖、胰岛素和胰岛素抵抗指数，纠正血脂代谢紊乱，改善胰岛素抵抗状态，提高机体抗氧化能力[579]；抗衰老，抑制脂质过氧化物反应，调整衰老小鼠肠道菌群[580]等作用。

【医案举隅】

巅顶痛（刘开文医案）

蒋某，女，78岁。于2001年3月2日来诊，自诉高血压病史6年，血压波动在150 ~ 190/90 ~ 130mmHg之间，经常头昏、头晕、头痛，近年来随年龄增大，体质日衰，并出现巅顶部疼痛，服去痛片、安乃近片、镇脑宁及降压药物效果不佳，特来服中药治疗，症见：形体消瘦，头昏，头顶百会穴处疼痛，甚时感有气上冲顶，其痛如裂，腰酸，耳鸣，寐差，口干舌燥，神倦乏力，血压176/110mmHg，舌红少苔，脉弦细数。处方：生地30g，天门冬20g，生晒参15g，生牡蛎30g，制龟板15g，炙甘草10g，淮牛膝15g。水煎，待药液偏凉适口而服。次日来诊，诉上方当日服药3次，头顶痛及口干舌燥明显减轻，夜寐也可，测血压146/90mmHg，守方继进2剂，巅顶痛除，嘱再进2剂，以资巩固。

（原按）：此案患者平素肾阴不足，相火偏亢，循督脉上扰巅顶，抓住水亏龙腾是关键，施三才汤补坎，生牡蛎、制龟板、淮牛膝降离，水足龙潜，药证合拍而获速效。

三黄二香散

【条文】

温毒敷水仙膏后，皮间有小黄疮如黍米者，不可再敷水仙膏，过敷则痛甚而烂，三黄二香散主之。（《温病条辨》上焦20）

【组成】

黄连（一两），黄柏（一两），生大黄（一两），乳香（五钱），没药（五钱）。

【使用指征】

（1）头面焮毒肿大，或皮肤有簇集性丘疹，间有水疱，或疖肿，色红，质硬，漫肿，或皮肤有小黄疱如黍米大者。

（2）头痛，目赤。

（3）小便色黄，大便干结。

（4）舌象：舌红苔黄。

（5）脉：数。

【禁忌】

（1）非实证红肿热痛者不宜。

（2）服药期间，忌服辛辣、滋腻、温补、燥烈之品，忌服虾蟹等发物。

（3）诸药研细末，初用细茶汁调敷，干则易之，继用香油调敷。

【适用疾病】

三黄二香散用于治疗皮肤炭疽[581]；带状疱疹[582]；脓疱疮、腮腺炎、丹毒、昆虫叮螫伤、冻疮等[583]；Hunt综合征[584]；痈肿[585]；黄水疮[586]等疾病。

【医案举隅】

带状疱疹（赵宏宇医案）

王某，男，39岁。初诊：2009年5月7日来院。专科检查：左侧胸肋部前后排列成带状的成片红斑，上有簇集细小水疱，基底潮红，伴有明显的患病部位疼痛。西医诊断：带状疱疹。给予常规抗病毒、预防感染等口服药物，处方：外用三黄二香散油膏，每日3次，用药当晚患处疼痛即明显减轻，4天后患处皮损干燥结痂，疼痛消失。

三甲复脉汤

【条文】

下焦温病，热深厥甚，脉细促，心中憺憺大动，甚则心中痛者，三甲复脉汤主之。（《温病条辨》下焦14）

燥久伤及肝肾之阴，上盛下虚，昼凉夜热，或干咳，或不咳，甚则痉厥者，三甲复脉汤主之，定风珠亦主之，专翕大生膏亦主之。（《温病条辨》下焦78）

【组成】

炙甘草（六钱），干地黄（六钱），生白芍（六钱），麦门冬（不去心，五钱），阿胶（三钱），火麻仁（三钱），生牡蛎（五钱），生鳖甲（八钱），生龟板（一两）。

【使用指征】

（1）心中憺憺大动，甚则心胸疼痛，形消神倦。

（2）手足蠕动，或震颤，或麻痹，或瘛疭，甚或痉厥。

（3）或干咳，或不咳，汗自出，眩晕。

（4）舌象：舌红少苔或无苔，或舌绛而干。

（5）脉：细促。

【禁忌】

邪热炽盛之抽搐、痉厥者勿用本方。

【适用疾病】

三甲复脉汤用于治疗心律失常[587]；心绞痛[588]；产后中痉、郁冒[589]；桥本甲状腺炎，甲状腺突眼，寻常型痤

疮 [590]；围绝经期综合征，嗜睡等疾病。

【现代药理研究】

三甲复脉汤具有提高患者骨密度，改善自主神经系统功能紊乱的状态 [591]；能改善心功能 [592]；降低 FT_3、FT_4、升高 TSH，降低 TNF-α 水平 [593]；保护神经元 [594]；具有一定的抗炎、抗氧化 [595] 等作用。

【医案举隅】

嗜睡（印会河医案）

邱某，男，80岁。初诊：1992年1月16日。主诉及病史：家属代诉，昏沉嗜睡月余。终日卧床，昏沉嗜眠，语言不利，肢体枯瘦如柴，咳嗽痰黏，不易咯出，纳谷甚少，大便干燥，数日一次，小便不畅。诊查：呼之能应，意识尚清。诊查：心脏听诊无异常，两肺可闻及痰鸣音，舌干红，舌苔黄褐色，如积粉，脉弦劲有力。辨证：肝肾不足，津亏液枯。治法：滋阴潜阳。处方：三甲复脉汤加减：生牡蛎30g（先煎），龟板30g（先煎），鳖甲30g（先煎），生地黄15g，麻仁10g，白芍24g，阿胶珠10g，生甘草10g，川贝母10g，玄参15g，麦门冬12g，五味子10g。7剂，每日1剂水煎服。

二诊（1992年1月23日）：进药后全身干缩状态减轻，水津未复，舌上津回，大便已调，排尿流畅，咳嗽亦减轻。舌红，舌苔灰褐色，脉弦劲有力。病有转机，继服原方7剂，密切观察病情变化。

三仁汤

【条文】

头痛恶寒，身重疼痛，舌白不渴，脉弦细而濡，面色淡黄，胸闷不饥，午后身热，状若阴虚，病难速已，名曰湿温。汗之则神昏耳聋，甚则目瞑不欲言，下之则洞泄，润之则病深不解，长夏深秋冬日同法，三仁汤主之。（《温病条辨》上焦43）

【组成】

杏仁（五钱），飞滑石（六钱），白通草（二钱），白蔻仁（二钱），竹叶（二钱），浓朴（二钱），生薏苡仁（六钱），半夏（五钱）。

【使用指征】

（1）恶寒头痛，身重疼痛，胸闷不饥，脘痞腹胀。

（2）午后身热，口淡不知食味，面色淡黄，不渴。

（3）舌象：舌质略红，舌苔白腻。

（4）脉：弦细而濡。

【禁忌】

舌苔黄腻，热重于湿者慎用。

【适用疾病】

三仁汤用于治疗感冒、脂肪性肝炎、胃痞、前列腺炎、阳痿、月经不调、疰夏、消渴、皮肤病、慢性肾炎、男性病及妇科病（湿热型）[596]；小儿鼻炎、脂溢性脱发、黄疸、腹泻、功能性消化不良、胃炎[597]；胃肠型感冒、急性肠胃炎、急性肾炎、泌尿路结石、不稳定型心绞痛[598]；高热等疾病。

【现代药理研究】

三仁汤具有改善肝脏纤维化程度[599]；改善血脂水平，减轻肝纤维化水平[600]；下调鞘磷脂水平改善皮脂代谢[601]；增强免疫力，改善肺功能[602]；改善肌体能量代谢[603]；改善糖代谢与胰岛素抵抗，提高神经传导速度[604]；抑制炎症反应[605]等作用。

【医案举隅】

高热（江尔逊医案）

患者，女，50岁。主诉及病史：淋雨后恶寒发热，输液3天，热势反升至39.6℃，急投柴葛解肌汤（重用生石膏40g），服2帖，体温降至37.5℃，但增腹痛、泄泻。停药后，体温又升至39.8℃，急服扑热息痛，高热暂降，但大汗淋漓，倦怠无力，泄泻水样便。经胸透及血、尿、便常规检查无异常。刻诊：肠鸣腹痛，泄水样便，每日10余次，畏寒，困倦，汗出粘衣，口干喜热饮。诊查：舌质淡，苔白黄相兼厚腻，脉濡数。细询之，10岁时曾患过肠伤寒，脾胃素虚，畏寒凉。辨证：阳虚之体，湿热之证。处方：三仁汤加减：杏仁10g，薏苡仁30g，桔梗10g，苍术15g，厚朴15g，法半夏10g，青蒿15g，熟附片10g，干姜10g，服3剂。

二诊：进药后畏寒减轻，泄泻减为每日3~4次，体温降至38.5℃。效不更方，上方熟附子、干姜各加至15g，再加广藿香、葛根各30g，又服3剂，诸症大减，体温降至37.3℃。继予参苓白术散加减善后。

三神丸

【条文】

久痢伤肾，下焦不固，肠腻滑下，纳谷运迟，三神丸主之。（《温病条辨》下焦69）

【组成】

五味子，补骨脂，肉果（去净油）。

【使用指征】

（1）大便溏泄，清浊不分，或脐腹疼痛，里急后重，滑下不禁。

（2）腹部冷痛，喜温喜按，畏寒肢冷，面色苍白。

（3）舌象：舌淡苔白。

（4）脉：沉细无力，尺部尤甚。

【禁忌】

忌食鱼腥、生冷食物。

【适用疾病】

三神丸用于治疗溃疡性结肠炎[606]；慢性肠炎[607]等疾病。

【医案举隅】

久痢滑泄（刘达瑞医案）

方某，男，65岁。半年前患菌痢，经西药治疗后，余证均瘥，唯大便次数多，每日7~8次，甚至滑泄不止，稀便中常挟黏凉，常服"止泻药"不效。西医诊断：慢性肠炎。形瘦神疲，畏寒肢肿，纳呆便溏。诊查：舌淡苔薄腻。处方：三神丸加减：补骨脂、肉果、山药各15g，胡芦巴、车前子各10g，陈皮、木香各6g，大枣5枚。服3剂。

二诊：进药后下肢肿稍减，畏寒神疲亦轻，大便次数仍多，舌淡红，苔薄腻，脉弦细。拟原方加赤石脂15g、禹余粮15g、五倍子10g，再服3剂。

三诊：进药后滑脱已止，大便每日2~3次，便成形，原方减固涩之品，加芳化醒脾调理而愈。

三石汤

【条文】

暑温蔓延三焦，舌滑微黄，邪在气分者，三石汤主之；邪气久留，舌绛苔少，热搏血分者，加味清宫汤主之；神识不清，热闭内窍者，先与紫雪丹，再与清宫汤。（《温病条辨》中焦41）

【组成】

飞滑石（三钱），生石膏（五钱），寒水石（三钱），杏仁（三钱），竹茹（炒，二钱），金银花（三钱，花露更妙），金汁（一酒杯，冲），白通草（二钱）。

【使用指征】

（1）面赤耳聋，胸脘痞闷，身热汗出，口渴心烦。

（2）咳痰带血，不甚渴饮。

135

（3）小便短赤，大便稀溏。

（4）舌象：舌红，苔黄滑腻。

（5）脉：滑数。

【禁忌】

脾胃虚寒者忌服。

【适用疾病】

三石汤用于治疗晚期肺癌[608]；手足口病[609]；汗证、便秘、遗尿、过敏性紫癜、磨牙[610]；急性血吸虫病服吡喹酮后潮热不退[611]；耳聋[612]；颅脑术后发热[613]；小儿夏季急性腹泻[614]；痛风性关节炎等疾病。

【现代药理研究】

三石汤具有改善痛风性关节炎的炎症水平[615]等功能。

【医案举隅】

1. 便秘（常克医案）

王某，男，8岁。初诊：2003年6月30日。患儿从3岁起手足心热，夏季尤甚，每每需用冰敷方能入睡，且平素大便干，汗多。患儿已经过多家诊治，效不显。素体属热，于夏季则内外之热邪充斥三焦，故出现此症。三石汤加减清热退暑利窍，兼清肺胃大肠。药用：石膏30g，滑石30g，寒水石30g，金银花15g，香薷6g，黄连5g，灯心草6g，杏仁6g，白薇15g，地骨皮15g，青黛12g（另包）。予6剂，每日1剂煎服。

二诊（2003年7月6日）：诉手足心热减轻，但仍需用冰敷方能入睡，大便软，汗减。上方去香薷、灯心草、白薇、地骨皮，加水牛角 15g，生地黄 12g，鳖甲 10g。予 8 剂，每日 1 剂煎服。

三诊（2003 年 7 月 11 日）：上述症状基本消失。上方减生地 6g，继服 5 剂。

2. 耳鸣（史志云医案）

吴某，男，31 岁，农民，患者于 1994 年 9 月 3 日始觉恶寒，发热，间有几声咳嗽。第 2 天在聚餐回家渴饮凉开水 2 碗后觉腹部隐隐不适，每天发热，下午及夜间较高，近几天身热持续不退，体温在 39℃ 左右。9 月 8 日患者腹痛加剧前来就诊，诊见：腹部疼痛以脐周为主，上脘痞塞感，高热（体温 39.2 ℃），面红而垢，心烦胸闷，耳鸣耳聋，口干但不欲多饮，咳嗽痰黄，大便稀烂，黄褐色，2~3 次/日，小便黄少，舌红、苔黄腻，脉滑数。诊为湿温，证属热重于湿，湿势弥漫三焦。治宜清利三焦湿热，方选三石汤加减：滑石 30g，生石膏 30g（先煎），寒水石 15g，北杏仁 12g，竹茹 15g，金银花 12g，通草 10g，黄芩 12g，大腹皮 12g，枳实 10g，木香 10g（后下），车前草 20g。服药 3 剂后，发热、耳鸣耳聋减轻，胸闷、心烦好转，效不更方，守上方去竹茹、通草，加石菖蒲 12g、胆南星 10g，继服 3 剂。前后服药 12 剂，诸恙悉除。

原按：耳聋一证，有虚实之分，湿热弥漫三焦之耳聋，亦为实证。叶天士说"湿乃重浊之邪，热乃熏蒸之气，热处湿中，蒸淫之气上迫清窍，耳为失聪，不与少阳耳聋同例。"此例所见耳鸣耳聋乃因湿热上蒸，蒙蔽清窍，气道不通，故两耳蝉鸣，或闭塞而聋。吴鞠通云"蔓延三焦则邪不在一经在脏矣。"其病变重心在脾胃，但也涉及肺、胸膈、肠等脏腑。湿为阴邪，旺于阴分，故发热以午后及夜间较著胸闷、咳嗽、耳鸣耳聋为湿热阻滞上焦，肺气失宣上脘痞塞、腹痛、口干但不欲饮则为湿热困阻中焦，脾胃气机受阻大便稀烂、小便黄少，为湿热郁滞下焦，二肠功能失调。方选三石汤加减，切中病因病机，故耳鸣耳聋自消，诸症悉除。

三香汤

【条文】

湿热受自口鼻，由募原直走中道，不饥不食，机窍不灵，三香汤主之。（《温病条辨》中焦55）

【组成】

栝蒌皮（三钱），桔梗（三钱），黑山栀子（二钱），枳壳（二钱），郁金（二钱），香豉（二钱），降香末（三钱）。

【使用指征】

（1）胃中嘈杂不舒，胸满，脘痞，不饥，烦躁，便秘。

（2）甚或神识如迷，神志异常。

（3）舌象：舌质红，苔黄腻。

（4）脉：滑数。

【禁忌】

脾胃虚弱者慎用。

【适用疾病】

三香汤用于治疗慢性萎缩性胃炎、慢性胆囊炎、急性传染性肝炎[616]；肺痈、胸痹、中风、眩晕、暑温[617]；高血压脑病、高血压心脏病、冠心病心绞痛[618]等疾病。

【现代药理研究】

三香汤具有促进肠动力,改善肠道传输功能[619]等功能。

【医案举隅】

肺痈（陶平医案）

刘某,男,35 岁。初诊: 1963 年 6 月 2 日。主诉及病史: 患者患肺炎后继发右肺脓肿已半月,面赤身热,烦渴喜饮,大便结滞,咳吐脓血痰,腥臭异常,胸中烦满而痛。诊查: 舌苔黄腻、质红,脉弦数。X 线片见: 右肺阴影和液平面,血检: 白细胞 20000,中性 80%。诊断: 肺痈,辨证: 湿热痰内蕴,化热成痈。处方: 三香汤加减。瓜蒌壳、桔梗、栀子、郁金、金银花、鱼腥草、败酱草、薏苡仁各 3g,枳壳、香豉、生大黄各 10g,降香 10g,杏仁 12g,尊苗子 15g,生石膏 45g。上方加减服 80 余剂,临床症状消失,X 线片右肺阴影和液平面消失,自觉身软纳差,动则汗多,改用生脉散加四君汤和谷芽、木瓜、建曲以调理善后。

桑菊饮

【条文】

感燥而咳者,桑菊饮主之。(《温病条辨》上焦 55)

【组成】

杏仁（二钱），连翘（一钱五分），薄荷（八分），桑叶（二钱五分），菊花（一钱），桔梗（二钱），甘草（八分），芦根（二钱）。

【使用指征】

（1）身不甚热，恶风，微渴，咳嗽，咽痛，或咽喉不利，咽痒则咳。

（2）目赤痒痛，头痛。

（3）舌象：舌边尖红，苔薄白或微黄。

（4）脉：浮数或弦数。

【禁忌】

（1）本方为"辛凉轻剂"，故肺热甚者，当予以加味后运用，否则病重药轻，药不胜病。

（2）若系风寒咳嗽，不宜使用。

（3）由于方中药物均系轻清之品，故不宜久煎。

（4）名医蒲辅周先生曾提出风温早期不宜过用寒凉，蒲老认为："病在上焦，属于手太阴，法以辛凉解表，宜银翘散、桑菊饮二方出入化裁为主。兼有微寒者，略佐葱白，紫苏叶……初起总以达邪外出为要，且勿过早使用寒凉，冰伏其邪，而不得外越而内陷，延长病程，甚则恶化。"值得借鉴。

【适用疾病】

桑菊饮用于治疗咳嗽[620]；社区获得性肺炎、急性支气管炎、急性扁桃体炎[621]；百日咳、麻疹、急性结膜炎[622]；以及小儿鼻衄[623]；儿童抽动障碍[624]；神经性头痛[625]等疾病。

【现代药理研究】

桑菊饮具有改善细胞免疫状态、炎症反应及抗病毒感染[626]；抗菌、解热、抑制肠蠕动亢进[627]；清除、抗氧化及保护线粒体[628]等功能。

【医案举隅】

咳嗽（连建伟医案）

患者，女，4岁。初诊：2013年5月5日。主诉及病史：咳嗽流涕加重3天。患者自述因外出郊外旅游，身痒，后因咳嗽流涕加重3天就诊，伴咽喉略有疼痛，睡眠可，小便可。诊查：舌红苔薄腻，左关弦，右寸浮数。西医诊断：急性咽炎，中医诊断：风热犯肺咳嗽。治法：清热疏风，利咽止咳。处方：桑菊饮加减。桑叶6g，菊花6g，桔梗5g，生甘草5g，杏仁6g，连翘10g，薄荷5g，芦根5g，淡竹叶6g，金银花10g，黄芩3g，罗汉果1枚。7剂。每日1剂，水煎200mL，分早晚两次餐后温服。

二诊（2013年5月12日）：进药后患者咳嗽流涕，咽痛痊愈。嘱咐守方3剂进一步巩固疗效。桑叶6g，菊花6g，桔梗5g，生甘草5g，杏仁6g，连翘10g，薄荷5g，芦根5g，淡竹叶6g，金银花10g，黄芩3g，罗汉果1枚。每日1剂，水煎200mL，分早晚两次餐后温服。

原按：二三日不解，气粗似喘，燥在气分者，加石膏、知母；舌绛暮热，甚燥，邪初入营，加玄参（二钱）；犀角（代用品，一钱）；在血分者，去薄荷、苇根，加麦门冬、细生地、玉竹、丹皮各二钱；肺热甚加黄芩；渴者加天花粉。若患者燥象明显，口干鼻涸者，可加沙参、玉竹、梨皮等以助肺阴。

桑杏汤

【条文】

秋感燥气，右脉数大，伤手太阴气分者，桑杏汤主之。（《温病条辨》上焦 54）

【组成】

桑叶（一钱），杏仁（一钱五分），沙参（二钱），象贝（一钱），香豉（一钱），栀皮（一钱），梨皮（一钱）。

【使用指征】

（1）头痛，身热不甚，微恶风寒，口渴。

（2）咳嗽，少痰，咽干，口舌干燥，鼻咽燥热。

（3）心烦急躁，或胃中嘈杂不舒服。

（4）舌象：舌红少苔。

（5）脉：右脉数大。

【禁忌】

风寒咳嗽或肺虚喘咳者不宜使用。

【适用疾病】

桑杏汤用于治疗小儿肺炎支原体感染[629]、新型冠状病毒感染[630]、小儿哮喘[631]、咳嗽（痰热互结型）[632]、干咳[633]、外感性久咳[634]、上气道咳嗽综合征[635]、百日咳[636]、肺间质纤维化[637]、支气管扩张咳血[638]等肺系疾病；以及便秘[639]；亚急性甲状腺炎[640]等疾病。

【现代药理研究】

桑杏汤具有改善大鼠肺组织炎性浸润[641]等功能。

【医案举隅】

咳嗽（卢晨光医案）

李某，女，59岁。主诉及病史：患者昨日活动后汗出当风，今日晨起咳嗽，口干咽喉发痒，干咳无痰，鼻鸣鼻塞，鼻燥热痛，恶寒发热，头微有汗，乏力，平素身体无常。诊查：脉象浮数，舌质略红，苔薄白。诊断：咳嗽，辨证：温燥犯肺。治法：清宣凉润。处方：桑叶10g，杏仁6g，沙参15g，浙贝母10g，栀子6g，细辛3g。3剂，每日1剂，水煎服，每日分3服。

二诊：进药后鼻鸣鼻塞消失，咳嗽减轻，已无恶寒发热。前方去细辛，再予3剂。

三诊：进药后咳嗽已止，无口干咽干，症状基本消失。根据口干咽痒，干咳无痰辨为燥邪，根据恶寒发热，咳嗽，汗出辨为卫分证，再根据鼻燥热痛，鼻鸣鼻塞，脉浮数，舌红，苔薄白辨为温燥犯肺证。方以桑叶、杏仁清宣肺热，润燥止咳；浙贝母助杏仁宣肺化痰；沙参养阴润肺，生津润燥；栀子清泄肺热；细辛宣肺通鼻窍。本方辛凉甘润，润燥宣肺，使燥除热退，肺气清宣，则诸症自去。

沙参麦冬汤

【条文】

燥伤肺胃阴分，或热或咳者，沙参麦冬汤主之。(《温病条辨》上焦56)

【组成】

沙参(三钱)，玉竹(二钱)，生甘草(一钱)，冬桑叶(一钱五分)，麦门冬(三钱)，生扁豆(一钱五分)，花粉(一钱五分)。

【使用指征】

(1)身热不高，咳嗽不甚，口干鼻燥，咽干口渴，胃痛不食。

(2)舌象：舌红少苔，或舌红无苔。

(3)脉：细数。

【禁忌】

脾胃虚寒，外感咳嗽者禁用。

【适用疾病】

沙参麦冬汤用于治疗慢性胃炎[642]；慢性支气管炎[643]；肺结核[644]；手掌脱皮[645]；干眼症[646]以及各种癌症，如喉癌[647]；鼻咽癌[648]，食管癌[649]；胰腺癌[650]等疾病。

【现代药理研究】

沙参麦冬汤具有减轻化疗毒副反应、降低血清肿瘤标志物水平[651]；抑制细胞过度凋亡保护黏膜上皮[652]；抗

炎 [653]；调节机体免疫力、保护胃黏膜及胃运动的影响、抗氧化 [654] 等作用。

【医案举隅】

咳嗽（周洵医案）

王某，女，36 岁。初诊 2018 年 7 月 25 日。主诉及病史：患者 1 个多月前感冒后出现发热，体温最高达 38.7℃，并咳嗽，咳黄黏痰，伴四肢乏力、鼻塞、咽痛，于当地医院查血常规示白细胞、中性粒细胞明显升高，经诊断为急性上呼吸道感染，静滴"头孢类抗生素、炎琥宁"等后体温降至正常，鼻塞、咽痛症状消失，痰量减少并逐渐转至白色，然咳嗽无缓解，诉近一个月不间断呈阵发性干咳，夜间及晨起时咳剧，不能闻油烟等刺激气味，患者居家自服用"复方甘草片、四季抗病毒合剂、阿奇霉素"等效果不佳，既往体质差，易患感冒之症，病后精神靡靡，恶风，夜眠差，遂来门诊就诊。刻下：精神萎靡、干咳，咳声低而短促，伴咽干咽痒，无发热，无胸闷、气喘、头痛等其他明显不适，病来食欲欠佳。诊查：舌质淡红少苔，舌下络脉稍迂曲，脉细数。查体：咽部未见充血，双肺未闻及明显干湿啰音，辅查：X 线未见异常。中医诊断：咳嗽。辨证：肺气阴两伤兼瘀证。治法：补肺益气、滋阴润燥为本，兼祛风、化瘀为标。处方：玉屏风散合沙参麦冬汤加减。黄芪 30g，南沙参 30g，茯苓 20g，白术 20g，薏苡仁 20g，白豆蔻 15g，防风 15g，荆芥 15g，牛蒡子 15g，薄荷 15g，淡豆豉 15g，桔梗 12g，玉竹 15g，麦门冬 15g，蝉蜕

6g，全蝎 3g，香附 12g，桃仁 10g，远志 12g，生甘草 6g。患者服用 4 剂后咳嗽，咽痒症状明显缓解，纳眠可，守方续服 7 剂，痊愈。

参茸汤

【条文】

痢久阴阳两伤，少腹肛坠，腰胯脊髀酸痛，由脏腑伤及奇经，参茸汤主之。（《温病条辨》下焦 71）

【组成】

人参，鹿茸，附子，当归（炒），茴香（炒），菟丝子，杜仲。

【使用指征】

（1）下痢日久，小腹肛门沉坠，连两腰胯，脊髀酸痛，形寒肢冷，面色㿠白。

（2）小便清长，大便或溏。

（3）舌象：苔淡，苔白。

（4）脉：沉迟。

【禁忌】

本方虽然有阴阳两补之说，但补阳之力强而补阴作用则微乎其微，如果伴阴虚症状明显，可考虑去附子，加熟地黄、枸杞子、山萸肉等补阴药。

【适用疾病】

参茸汤加减用于治疗痿证；慢性疲劳综合征；新生儿

坏死性肠炎[655]等疾病。

【现代药理研究】

参茸汤加减具有缓解神经元水肿，减轻炎症损伤[656]等功能。

【医案举隅】

疲劳兼月经量少（张文选医案）

袁某，女，40岁。2004年12月18日初诊。患者以疲劳为主诉来诊，终日疲乏，少气无力，面色苍黄无华，多黄褐色小斑，血常规提示白细胞偏低，月经量少。舌淡红，苔白，脉沉细弱，两寸更弱。曾用补中益气汤、归脾汤等方，效果不明显。此阳明、肝肾不足，累及奇经，必须从奇经论治，用加减参茸汤化裁，处方：红人参5g，鹿角胶10g（烊化），鹿角霜10g，补骨脂10g，菟丝子10g，当归10g，小茴香3g，茯苓15g。6剂。2004年12月25日二诊：自觉精神好转，疲劳大减，气力增加，舌淡红，苔薄白，脉沉弱。上方加巴戟天10g。6剂。诸症再减，后以此方为基础，或加肉苁蓉，或加淫羊藿、杜仲等，继续服药3周，疲劳感消失，月经量增多而愈。

参芍汤

【条文】

休息痢经年不愈，下焦阴阳皆短，不能收摄，少腹气结，有似癥瘕，参芍汤主之。（《温病条辨》下焦73）

【组成】

人参，白芍，附子，茯苓，炙甘草，五味子。

【使用指征】

（1）下痢时发时止，迁延不愈，常因饮食不当、受凉、劳累而发，发时大便次数增多，夹有赤白黏冻。

（2）少腹硬满似有包块，腹胀食少，倦怠嗜卧。

（3）舌象：舌质淡，苔腻。

（4）脉：濡软或虚数。

【禁忌】

忌辛辣、生冷、油腻食物。

【适用疾病】

参芍汤加减用于治疗月经不调、干燥综合征[657]；肠易激综合征[658]等疾病。

【医案举隅】

月经不调（王勤国、夏金平医案）

陈某，女，19岁。主诉及病史：患者16岁月经初潮，半年内月经周期尚属正常，以后则逐月延后1周左右，甚至3~4个月不行经，每次均用黄体酮引经，平素月经量较多，经色深红，时有小血块，刻下月经3个月未行，小腹微作胀痛，腰酸倦怠，面色㿠白，形体消瘦，纳谷不馨，偏食素菜。诊查：舌淡苔薄白，脉细濡，治法：养血活血，温肾益气法。处方：参芍汤加减。川芎12g，人参15g，当归12g，赤芍12g，附子10g，仙茅12g，淫羊藿12g，菟丝子12g，茺蔚子12g，金樱子12g，10剂，每日1剂水煎服。

二诊：服完后月经来潮，因经量多而有块、腹痛血块下而缓，故上方加失笑散10g（包煎），又服2剂，月经行1周而净。

后嘱其在本次月经后的第25天时再来复诊，并鼓励其多食些蛋白质类的食物。前后连续治疗5个月经周期，患者月经渐渐恢复至30日左右来潮，形体亦日见丰满。

双补汤

【条文】

老年久痢，脾阳受伤，食滑便溏，肾阳亦衰，双补汤主之。（《温病条辨》下焦64）

【组成】

人参，山药，茯苓，莲子，芡实，补骨脂，苁蓉，山茱萸，五味子，巴戟天，菟丝子，覆盆子。

【使用指征】

（1）久泻久痢，腰膝酸软，神疲倦怠，不思饮食，小便清长，夜尿频。

（2）女子或见带下量多，清稀如水，崩漏、不孕。

（3）男子或见遗精、阳痿、精冷不育。

（4）舌象：舌淡苔白。

（5）脉：沉细弱。

【禁忌】

本方适用于"老年久痢"者，属脾肾阳虚证，而"酒客久痢"者，属湿热并重证应禁用。

【适用疾病】

双补汤用于治疗月经不调、阳痿、遗精、不孕不育[659]；绝经前后诸证[660]等疾病。

【现代药理研究】

双补汤具有提高精子活力[661]等作用。

【医案举隅】

1. 腹泻（赵富春医案）

王某某，女，70岁，初诊：1979年4月。患者于26年前因产后调理不慎而致泄泻，时轻时重，迁延至今。初时不论昼夜，轻则大便溏薄，重则泄泻如水样，日行2~5次。后每于晨起为便意扰醒，伴腹胀微痛，喜揉按，面色㿠白，神疲倦怠乏力，肢体欠温，腰背酸冷，舌苔白，质淡，体胖有齿痕，脉沉细无力。证属脾肾阳虚型泄泻。治以益气健脾，温肾助阳，兼以收敛止泻。选用吴鞠通《温病条辨》中双补汤加味：党参15g，山药20g，茯苓15g，莲子15g，芡实15g，肉苁蓉15g，山萸肉15g，补骨脂12g，菟丝子12g，覆盆子12g，五味子10g，煨诃子15g，米壳6g，木香9g，白芍12g，大枣5枚为引，每日1剂，水煎分2次服。

二诊：服上方3剂，患者自觉良好，精神转佳，晨起虽仍有便意，然腹胀一症减轻。

三诊：守方继服6剂后，晨泻不作，大便日行1~2次，时便溏。以后服方，原意不变，略对症加减，共进30余剂后大便正常，诸症悉除，随访两年未发。

2. 精少不育（孟澍江医案）

陈某，男，31 岁。1985 年 7 月 28 日初诊。结婚 4 年未育，妻子身体健康，检查无异常发现。患者做精液常规检查，精液量少清稀，精子含量低，活动力差。伴有四肢欠温，入冬下肢彻夜不暖，头晕，腰酸膝软，食后腹胀，便溏，舌质淡，脉沉细。证属脾肾阳衰，脾虚则不运，肾虚则不能生精，治当温补脾肾，先后天得充则无精少之虞。处方：潞党参 10g，淮山药 10g，茯苓 10g，补骨脂 8g，山茱萸 8g，巴戟天 8g，菟丝子 10g，肉苁蓉 10g，五味子 5g（杵）。服上方 10 剂后，四肢不再清冷，便溏、腹胀均除。以后每月服 20 剂，继用 5 个月后，爱人已怀孕。复查精子含量正常，活动良好。遂嘱停药。

四苓合芩芍汤

【条文】

自利不爽，欲作滞下，腹中拘急，小便短者，四苓合芩芍汤主之。（《温病条辨》中焦 87）

【组成】

苍术（二钱），猪苓（二钱），茯苓（二钱），泽泻（二钱），白芍（二钱），黄芩（二钱），广陈皮（一钱五分），厚朴（二钱），木香（一钱）。

【使用指征】

（1）大便虽溏，却黏滞不爽，腹痛，身热不扬，小便短赤。

（2）舌象：舌红，苔白腻。

（3）脉：濡数。

【禁用】

病变初起湿重者可用，而久痢阴伤者不能再用，以防更伤其阴。

【适用疾病】

四苓合芩芍汤用于治疗急性胃肠炎、痢疾、泌尿系感染等疾病。

【医案举隅】

便溏（王正宇医案）

李某，男，28岁。初诊：1974年9月10日，患者便溏不爽，带有白色泡沫，里急后重，腹痛不舒，体倦懒言，不思饮食。舌红，苔白，根部微腻，脉象濡数。辨为湿热内蕴，阳滞气机所致的四苓合芩芍汤证。治拟清利湿热，宣畅气机法。处方：茯苓12g，猪苓9g，白术9g，泽泻9g，黄芩9g，白芍12g，槟榔9g，焦山楂9g，白头翁9g，苦参6g，干姜6g，木香6g。上方连服3剂，腹痛便溏痊愈，精神全复。

T

桃花汤

【条文】

温病脉，法当数，今反不数而濡小者，热撤里虚也。里虚下利稀水，或便脓血者，桃花汤主之。（《温病条辨》下焦 22）

下痢无度，脉微细，肢厥，不进食，桃花汤主之。（《温病条辨》下焦 67）

【组成】

赤石脂（一两），炮姜（五钱），白粳米（二合）。

【使用指征】

（1）下痢不止，便脓血，色暗不鲜，日久不愈，腹痛，喜温喜按。

（2）四肢不温，食少神疲。

（3）舌象：舌淡苔白。

（4）脉：迟弱或微细。

【禁忌】

热痢，便脓血，里急后重，肛门灼热者禁用。

【适用疾病】

桃花汤用于治疗各种腹泻[662][663][664][665][666][667]；功能性子宫出血[668]；晚期癌症疼痛[669]；带下[670]等疾病。

【现代药理研究】

桃花汤具有抑制新斯的明引起的小鼠小肠运动亢进[671]等作用。

【医案举隅】

1. 下利脓血（刘渡舟医案）

胡某，男，68岁。患下利脓血，已1年有余。时好时坏，起初不甚介意。最近以来，每日利七八次，肛门似无约束，入厕稍迟，即便裤里，不得已，只好在痰盂里大便，其脉迟缓无力，舌质淡嫩，辨为脾肾虚寒，下焦滑脱之利。处方：赤石脂60g（30g研末冲服，30g煎服），炮姜9g，粳米一大撮，煨肉豆蔻9g，服3剂而效，5剂而下利止，又嘱服用四神丸，治有月余而病愈。

2. 下利便脓血（刘渡舟医案）

程某某，男，56岁，患肠伤寒住院治疗40余日，基本已愈。唯大便泻下脓血，血多而脓少，日行三四次，腹中时痛，屡治不效。其人面色素来不泽，手脚发凉，体疲食减，六脉弦缓，舌淡而胖大。此证为脾肾阳虚，寒伤血络，下焦失约，属少阴下利便脓血无疑，且因久利之后，不但大肠滑脱，而气血虚衰亦在所难免。治当温涩固脱保元。赤石脂30g（一半煎汤，一半研末冲服），炮姜9g，粳米9g，人参9g，黄芪9g。服3剂而血止，又服3剂大便不泻而体力转佳，转方用归脾汤加减，巩固疗效而收功。

桃仁承气汤

【条文】

少腹坚满，小便自利，夜热昼凉，大便闭，脉沉实者，蓄血也，桃仁承气汤主之，甚则抵当汤。（《温病条辨》下焦21）

初则昼夜发热，日晡益甚。既投承气，昼日热减，至夜独热者，瘀血未行也。（《温疫论》上卷）

夏月热久，入血最多，蓄血一证，谵语，昏狂，看法以小便清长、大便必黑为是，桃核承气汤为要药。（《温热经纬·叶香岩三时伏气外感篇》）

【组成】

大黄（五钱），芒硝（二钱），桃仁（三钱），当归（三钱），芍药（三钱），丹皮（三钱）。

【使用指征】

（1）少腹硬满，昼日热减，至夜独热，烦躁，不寐，甚或喜笑如狂。

（2）妇女经闭不行，经行腹部刺痛，产后恶露不下。

（3）小便自利，大便干结。

（4）舌象：舌暗红或紫暗，舌面干燥。

（5）脉：沉实。

【禁忌】

孕妇禁用。

【适用疾病】

桃仁承气汤用于治疗子宫内膜增生症、不完全性流产引发的出血、包裹性阑尾炎，下肢血栓性静脉炎，急性坏死性肠炎，子宫肌瘤、卵巢囊肿伴盆腔静脉瘀血综合征、产后虚露不下、血瘀痛经闭经[672]；复发性口疮[673]；产后癃闭[674]；前列腺炎、血管性头痛[675] 等疾病。

【现代药理研究】

桃仁承气汤具有抗炎[676]；改善肠黏膜屏障功能[677]；调节血清骨代谢[678]；提高 GFR，促进肾小管的修复再通[679]；促进胰岛 B 细胞增殖及胰岛素分泌[680]；增强免疫力[681]；降低大白鼠血黏度、血胆固醇、纤维蛋白原和血糖[682] 等作用。

【医案举隅】

1. 妊娠腹痛（丘敏医案）

刘某某，女，38 岁。已产两胎。今又停经八月，但腹不甚大。自觉胀满不舒，医投以疏气行血之药而见减，后经某医院确诊为"妊娠"，乃身体虚弱，胎儿不能正常发育之故。诊其脉涩不滑，按脐下膨硬而有痛感，此乃气血停滞不能胎。因思前医用行血之药既已见效，法当取用桃仁承气汤以调之。处方：大黄 12 克，桃仁 9 克，桂枝、芒硝、甘草各 6 克，水煎分三次药后腹中感痛，翌晨下腻便颇多，腹部顿爽。嘱以饮食调养，逾月产下一男婴，母子平安。

2. 产后发热（邓铁涛医案）

邱某，产后六七日，午后发热，既而但热不寒，少腹感觉胀满。自恃体壮，不以为病。病数日张益甚，其夫始来邀诊。询之，产后三四日恶露即止。遂与桃仁承气汤，晚间进药，至夜半腹中痛不可忍。约两小时后，排下脓血极多，次日往诊，其病快然如失。

3. 盆腔瘀血症（牛太义医案）

王某，女，29 岁。初诊：1986 年 3 月 24 日。下腹部及腰骶部疼痛已 2 年，多方治疗，效果欠佳。现下腹部疼痛，白带过多，性欲低下，行经时乳房胀痛，肛门有下坠感，舌质暗，脉涩。盆腔静脉造影提示，盆腔静脉重度曲张。证属下焦瘀血。用桃仁承气汤 3 剂。

二诊：药后腹中肠鸣，腹痛加重，矢气频作，便溏，余症同前，继用上方 3 剂。

三诊：诉药后便溏更甚，但他症渐消失，停上药后，改用补中益气丸，早、晚各服 1 丸，共服 20 丸病除。（盆腔静脉造影提示：盆腔静脉轻度曲张）。

天台乌药散

【条文】

寒疝少腹或脐旁，下引睾丸，或掣胁，下掣腰，痛不可忍者，天台乌药散主之。（《温病条辨》下焦 54）

【组成】

乌药（五钱），木香（五钱），小茴香（炒黑，五钱），高良姜（炒，五钱），青皮（五钱），川楝子（十枚），巴豆（七十二粒），槟榔（五钱）。

【使用指征】

（1）少腹疼痛牵引睾丸，放射至胁下，波及腰或睾丸偏坠肿胀，疼痛剧烈。

（2）小腹胀或酸楚不适，或形寒畏冷。

（3）舌象：舌淡苔白。

（4）脉：沉弦。

【禁忌】

肝肾阴虚或兼有内热者不宜使用。

【适用疾病】

天台乌药散用于治疗女性压力性尿失禁[683]；原发性痛经[684]等妇科疾病；附睾炎[685]、睾丸奇小[686]、慢性前列腺炎[687]等男科疾病以及慢性浅表性胃炎[688]；胃痛[689]；肠痉挛[690]；呕吐[691]等疾患。

【现代药理研究】

天台乌药散具有改善输卵管肌张力[692]等功能。

【医案举隅】

1. 痛经（段清珍医案）

王某，女，21岁，未婚。主诉经行腹痛2天。患者平素月经规律；近2天因贪凉饮冷后，每于经前2~3天开始出现小腹绞痛，喜暖恶寒，得热痛缓，伴腰酸冷、四肢不温，经行第1天经量较少，伴恶心、呕吐，胃脘胀满，第2天血量增多、块多，块下痛减；纳差，眠和，大便干；舌淡暗，苔薄白，脉沉。诊断为痛经（寒凝气滞证），治以温经散寒、行气活血止痛，方用天台乌药散加减：乌药 15g，小茴香 10g，高良姜 10g，木香 6g，砂仁 6g（后下），桂枝 9g，姜半夏 9g，延胡索 15g，川楝子 9g，生蒲黄 10g，五灵脂 10g，经前 5 天开始口服，每日 1 剂，经行第 2 天停服。下次周期重复治疗，用药 3 个周期，痛经消失。随访，未再复发。

2. 结癥（吴鞠通医案）

吴某，31 岁，脐右结癥，径广五寸，睾丸如鹅卵大，以受重凉，又加暴怒而得。痛不可忍，不能立，不能坐，并不能卧。服辛香流气饮，三日服五帖，重加附子、肉桂至五七钱之多，丝毫无效。因服天台乌药散，初服二钱，满腹热如火烧，明知药至脐右患处，如搏物者然，痛加十倍，少时腹中起蓓蕾无数，凡一蓓蕾下浊气一次，如是者二三十次，腹中痛楚松快，少时痛又大作，服药如前，腹中热痛、起蓓蕾、下浊气亦如前，但少轻耳。自巳初服药起，至亥正共服五次，每次轻一等；次早腹微痛，再服乌药散，则腹中不知热矣。以后每日服二三次，七日后肿痛全消。

调胃承气汤

【条文】

阳明温病，无汗，小便不利，谵语者，先与牛黄丸；不大便，再与调胃承气汤。（《温病条辨》中焦 5）

阳明温病，纯利稀水无粪者，谓之热结旁流，调胃承气汤主之。（《温病条辨》中焦7）

斑疹阳明证悉具，外出不快，内壅特甚者，调胃承气汤微和之，得通则已，不可令大泄，大泄则内陷。（《温病条辨》中焦24）

热邪传里，设无痞满，惟存宿结，而有瘀热者。（《温疫论》上卷）

【组成】

大黄（三钱），芒硝（五钱），生甘草（二钱）。

【使用指征】

（1）腹胀满，或腹微满，蒸蒸发热，濈然汗出，口渴心烦。

（2）小便不利，大便不通。

（3）舌象：舌红苔黄。

（4）脉：滑数。

【禁忌】

（1）孕妇禁用。

（2）脾胃虚寒者慎用。

【适用疾病】

调胃承气汤用于治疗肠梗阻[693]；急性阑尾炎[694]；胃石症[695]；上呼吸道炎症，龈络肿痛出血，日晡热甚，痔疾出血[696]；急性扁桃体炎、慢性咽喉炎、大叶性肺炎、肺气肿之便难，产后脘腹痛，小儿口腔溃疡[697]等疾病。

【现代药理研究】

调胃承气汤具有增加肠道菌群多样性[698]；调节胃肠运动、清洁肠道、解毒、解热[699]；改善肠黏膜结构屏障功能[700]；降低免疫炎症反应[701]等作用。

【医案举隅】

1. 狂证（丁德正医案）

患者，女，21岁。初诊：1999年8月27日。主诉：急性兴奋狂乱发作半个月余。在当地曾予氯丙嗪等治疗，并服治狂丸药（含巴豆）泻之，狂乱愈重；后于某医院诊为散发性脑炎，因精神症状较重遂送笔者所在诊所治疗。诊：面色红赤，肤热蒸手，多汗，神识欠清，时有谵语，呈幼稚愚蠢相，时而目光惶惧惊恐，颤抖不已，时而烦乱躁急，乱撕乱抓，自伤其肤；腹胀满，下利，黏秽如糜，小便色黄赤，大小便自遗；舌黄而干，脉滑数。据询，狂乱未发作前曾感冒，发热，口唇起疱疹，汗之不解，热势渐重且神识逐渐欠清。此乃感受时疫之邪，汗之不解，疫毒热邪结胃之候也。盖胃络通于心，毒热结胃，热邪上灼心神，则见神识欠清，时有谵语且大、小便自遗等心神昏督而失用之象。宜涤泻阳明里实毒热以清心护神；予调胃承气汤：炙甘草30g，加水1100mL煮至700mL时，内大黄30g煮至500mL时滤出，内芒硝20g微火烊化缓慢温服。隔5h加水900mL煎第2煎，煮至约350mL时滤出温服。服第2剂与第3剂时芒硝均减为10g。3剂服罢，肤热退，汗亦止，谵语消失，神识转清，大小便不再自遗且兴奋、狂乱亦有所减轻。险象即除，予祛风解毒定狂类方药治之，共治疗 25 日获愈。

2. 斑疹（姜良铎医案）

患者，症见：斑出稠密，身热不减，神昏谵语，大便秘结，舌苔黄燥，脉数实。方选调胃承气汤加味：大黄 10g，芒硝 6g，生甘草 10g，生石膏 30g（先下），知母 10g，玄参 10g，水牛角粉 12g（包煎）。如咽喉红肿疼痛者加连翘 15g，山豆根 6g，僵蚕 10g，苔灰黑而燥，津液受损较重者加生地黄 20g，麦门冬 12g。

葶苈大枣泻肺汤

【条文】

支饮不得息，葶苈大枣泻肺汤主之。（《温病条辨》下焦 49）

【组成】

苦葶苈（炒香碾细，三钱），大枣（去核，五枚）。

【使用指征】

（1）喘不得卧，胸胀满，胸痛。

（2）咳嗽气急，壮热不寒，汗出烦躁，咳吐浊痰，痰有腥味，甚则咳吐脓血。

（3）一身面目水肿，鼻塞清涕，不闻香臭。

（4）舌象：舌红，苔黄腻。

（5）脉：浮数或滑数。

【禁用】

肺虚喘咳、脾虚肿满、肾不纳气、阳虚气喘者忌服本方。

【适用疾病】

肺心病[702]；慢性阻塞性肺疾病[703]；肺脓肿[704]；支气管哮喘[705]等呼吸系统疾病；狼疮性肺炎、类风湿伴肺间质纤维化等风湿性疾病[706]。

【现代药理研究】

葶苈大枣泻肺汤具有抑制炎症反应[707]；调节肠道菌群、改善免疫功能[708]；利尿排钠[709]；降低胶原沉积，减轻心肌纤维化[710]等作用。

【医案举隅】

1. 咳喘（慢性支气管炎合并肺气肿）（夏锦堂医案）

何某某，男，56 岁。患喘咳已 10 年之久，时常萌发，秋冬两季尤甚。近 1 周来喘促，咳嗽，不得平卧，痰白而黏，胸部满闷，饮食减少。舌苔薄白而腻，脉弦滑。证属痰饮留恋于肺，肺失肃降，应泻肺降气。处方：葶苈子 18g，炒苏子 12g，大枣 6 枚。水煎服。

二诊：服药 3 剂后，喘咳减轻，原方继服 3 剂。

三诊：气喘、咳嗽日渐轻减，已能平卧，白黏痰亦少。惟仍觉胸满，气短。原方去苏子，余药减量：葶苈子 10g，大枣 4 枚。又服 3 剂，诸症均退，乃停药。

2. 咳喘水肿（肺心病心衰）（王端岳医案）

朱某，男，55 岁。患喘咳病已 20 余年，每值秋冬受凉或劳累后复发。近 1 个多月来加重，咳吐黄痰，后双下肢出现水肿，渐延及全身，尿少，胸闷。现症：气喘，不能平卧，口唇紫绀，全身肿胀，两足胫尤甚，上腹部可扪及肿大的肝脏，舌暗红、苔黄腻，脉细数。证属水饮瘀血阻于胸膈，以致肺气不利。拟葶苈大枣泻肺汤。处方：葶苈子15g，大枣10枚。水煎，每日1剂，2次分服。

二诊：翌晨，喘息减轻，精神略有好转。上方葶苈子增至30g，续服2剂，喘减大半，能平卧，眼睑水肿消退，足胫仍肿。上方配合五苓散、真武汤调理半月，水肿全消，喘息已止。

W

五加减正气散

【条文】

秽湿着里，脘闷便泄，五加减正气散主之。(《温病条辨》中焦62)

【组成】

藿香梗(二钱)，广陈皮(一钱五分)，茯苓块(三钱)，厚朴(二钱)，大腹皮(一钱五分)，谷芽(一钱)，苍术(二钱)。

【使用指征】

（1）胸脘痞闷，纳呆食少，大便溏稀，色淡，无味。

（2）舌象：苔白腻。

（3）脉：濡。

【禁忌】

忌辛辣、生冷、油腻的食物。

【适用疾病】

五加减正气散用于治疗轮状病毒性肠炎；月经不调；妊娠恶阻[711]；功能性消化不良[712]等疾病。

【现代药理研究】

五加减正气散通过多途径、多靶点发挥抗病毒、增强免疫、调节肠道菌群、抗炎止泻[713]等作用。

【医案举隅】

月经不调（李世增医案）

乔某，女，37岁。初诊：1992年10月。主诉：月经不调，每潮错后周余，素白带多，头晕，胸闷，食纳无味，大便不爽，已半年之久，以上诸症尤以月经前加重，苔白滑，脉缓，胸闷，食纳无味，大便不爽，已半年之久。以上诸症尤以月经前加重，苔白滑，脉缓，曾服养血调经药，症仍不减。辨证：脾虚湿阻，经血不调。治法：健脾化湿，益气调经。方药：五加减正气散加减。藿香10g，陈皮10g，茯苓15g，厚朴10g，半夏10g，苍术10g，白术10g，枳壳10g，香附10g，丹参15g，炙甘草3g。上方加减服药15剂，诸症除，月经已调。

五苓散

【条文】

足太阴寒湿，腹胀，小便不利，大便溏而不爽，若欲滞下者，四苓加浓朴秦皮汤主之，五苓散亦主之。（《温病条辨》中焦45）

湿伤脾胃两阳，既吐且利，寒热身痛，或不寒热，但腹中痛，名曰霍乱。寒多，不欲饮水者，理中汤主之。热多，欲饮水者，五苓散主之。吐利汗出，发热恶寒，四肢拘急，手足厥逆，四逆汤主之。吐利止而身痛不休者，宜桂枝汤小和之。（《温病条辨》中焦51）

湿温下利，脱肛，五苓散加寒水石主之。（《温病条辨》中焦92）

【组成】

猪苓（一两），赤术（一两），茯苓（一两），泽泻（一两六钱），桂枝（五钱）。

【使用指征】

（1）头痛微热，恶寒，烦躁，渴欲饮水，甚则水入即吐。

（2）脐下动悸，吐涎沫而头目眩晕，或短气而咳者，或水肿。

（3）小便不利，大便溏泄不爽。

（4）舌象：苔白滑。

（5）脉：浮或浮数。

【禁忌】

湿热下注、气滞水停、风水泛滥所致的水肿慎用。

【适用疾病】

五苓散用于治疗非酒精性脂肪肝、脑水肿、肥胖型2型糖尿病[714]；慢性痛风性关节炎[715]；慢性肾病，如慢性肾小球肾炎、肾病综合征、慢性肾功能衰竭、糖尿病肾病、心肾综合征等[716]疾病。

【现代药理研究】

五苓散具有调节肠道菌群、提高免疫功能、纠正糖脂代谢等作用[717]；降低门静脉高压，改善肝功能[718]；脑保护作用[719]；改善心功能，发挥保护心脏的作用[720]；具有降压、利尿、抗炎、抗氧化等多种药理活性。

【医案举隅】

1. 慢性前列腺炎（胡希恕医案）

方某，男，43岁，初诊：1965年12月7日：3个月来尿不尽、尿频、阴囊抽缩，曾查前列腺液，白细胞15~20，卵磷脂小体（++），诊断为慢性前列腺炎，西药治疗，疗效不明显。后转中医诊治，以补肾、舒肝等治疗，症不减反加重。近症：常腰痛，小便不畅，尿不尽，尿频，食后则少腹拘急、心中不安、晕眩、阴囊和阴茎挛缩，现症恶寒、头晕加重，舌苔白，脉细弦。此外寒内饮为患，为五苓散方证：桂枝三钱，茯苓四钱，泽泻五钱，猪苓三钱，苍术三钱。

二诊：上方服3剂症减，继原方服6剂，诸症基本消除。

2. 月经不调（黄煌医案）

某女，30岁，初诊：2011年3月14日。皮肤白皙，目有神采。主诉：月经周期紊乱，痛经，挤压性溢乳，大便干，唇口痤疮，寐差。舌暗。脉弦滑。现病史及既往史：月经去年11月8日来潮，后今年2月16日少量，痛经。服用妈富隆4年，2010年11月25日因肝脏局灶性结节行肝左叶部分切除术，2011年1月29日测PRL：51.07，2011年2月23日垂体MR示：垂体下缘小结节影，考虑rathke囊肿，于内分泌科诊断为高泌乳素血症。黄师处方：桂枝15g，茯苓20g，猪苓20g，泽泻30g，白术20g，怀牛膝30g。7剂，水煎服。黄师特嘱，服方后宜热饮，味精不能吃。

二诊（3月28日）：月经未来，溢乳好转，大便干好转，唇口痤疮好转。原方14剂继服。

三诊（4月11日）：月经未来，溢乳消失，睡眠好转，唇口痤疮好转。换方葛根汤加怀牛膝，常规剂量，7剂。

四诊（4月25日）：月经22日来，痛经缓解。大便时溏时泻。服用葛根汤加怀牛膝方一周后，自行换服五苓散加怀牛膝。五苓散加怀牛膝方继服。

五汁饮

【条文】

但热不寒，或微寒多热，舌干口渴，此乃阴气先伤，阳气独发，名曰瘅疟，五汁饮主之。（《温病条辨》上焦51）

温病愈后，或一月，至一年，面微赤，脉数，暮热，常思饮不欲食者，五汁饮主之，牛乳饮亦主之。病后肌肤枯燥，小便溺管痛，或微燥咳，或不思食，皆胃阴虚也，与益胃、五汁辈。（《温病条辨》下焦35）

【组成】

梨汁、荸荠汁、鲜苇根汁、麦门冬汁、藕汁（或用蔗浆），临时斟酌多少，和匀凉服，不甚喜凉者，重汤炖温服。

【使用指征】

（1）面色微微发红，夜热暮凉，或微寒多热。

（2）口中吐白沫，但黏滞难出，口燥咽干。

（3）轻微咳嗽，不思饮食，胃脘部灼热胀痛。

（4）舌象：舌光红，少津。

（5）脉：细数。

【禁忌】

脾虚便溏者忌用。

【适用疾病】

五汁饮用于治疗酒精性肝损伤[721]；痤疮、小儿暑热证的食疗[722]；血友病[723]；妊娠烦渴等疾病。

【现代药理研究】

五汁饮可具有抗氧化自由基、保肝、抗炎、解热降温等药理作用[724]。

【医案举隅】

妊娠烦渴（马大正医案）

陈某，女。初诊：2013年4月18日。主诉：怀孕3

个月余，口干3个月。反复出现口干症状，喜冷饮，饮水不解渴，腰痛，便疏。诊查：舌淡红，苔薄白，脉细。诊断：妊娠烦渴，证属阴虚，治则：甘寒清热，生津止渴。方以五汁饮化裁：荸荠汁、甘蔗汁各50mL，梨汁100mL，麦门冬12g，天花粉、知母各10g，芦根30g，生地黄、北沙参各15g，1天1剂，后六味药入煎，待凉后与荸荠、甘蔗、梨汁兑服，共5剂。

二诊（2013年4月23日）：上述症状均除，无恶阻，偶泛酸。

乌梅丸

【条文】

久痢伤及厥阴，上犯阳明，气上撞心，饥不欲食，干呕腹痛，乌梅丸主之。（《温病条辨》下焦72）

厥阴三疟，日久不已，劳则发热，或有痞结，气逆欲呕，减味乌梅丸法主之。（《温病条辨》下焦62）

【组成】

乌梅（三百枚），细辛（六两），干姜（十两），黄连（一斤），当归（四两），附子（六两，炮），蜀椒（四两，炒焦去汗），桂枝（六两），人参（六两），黄柏（六两）。（剂量出自《金匮要略》）。

【使用指征】

（1）痢下日久，痢下赤白脓血，腹痛，里急后重，饥不欲食，心烦，恶心，胃中嘈杂。

（2）腹痛时作，手足厥冷，时静时烦，时发时止，得食即呕，常自吐蛔。

（3）巅顶部疼痛，或连目系。

（4）舌象：舌红，苔薄黄。

（5）脉：弦而无力。

【禁忌】

忌生冷、油腻食物。

【适用疾病】

乌梅丸用于治疗慢性腹泻（包括肠易激惹综合征、肿瘤相关性腹泻、炎性腹泻、内分泌相关腹泻、胆源性腹泻等）[725]；冠心病（稳定性心绞痛）、高血压、心房颤动、冠心病室性早搏[726][727][728]；支气管哮喘、溃疡性结肠炎、糖尿病[729][730]；慢性浅表性胃炎、慢性萎缩性胃炎[731]；血管神经症、心血管神经症伴失眠[732]；更年期综合征、糖尿病胃轻瘫、糖尿病患者黎明现象[733][734][735]；慢性荨麻疹、慢性湿疹、皮肤瘙痒、带状疱疹后遗留神经痛、腹型过敏性紫癜引起疼痛[736][737]；激素依赖型哮喘合并过敏性鼻炎、寒热错杂型过敏性鼻炎[738][739]等疾病。

【现代药理研究】

乌梅及具有抑菌、抗氧化、抗肿瘤、调节肠道菌群、保护肠道屏障、改善胃肠动力，干预脑－肠轴等功能[740]。

【医案举隅】

1. 蛔厥（许叔微医案）

治一人。渴甚，饮水不能止，胸中热痛，气上冲心，八九日矣。或作中渴；或作奔豚。予诊之，曰：证似厥阴，曾吐蛔虫否？曰：昨曾吐蛔。予曰：审如是，厥阴证也。可喜者脉来沉而缓迟耳。仲景云："厥阴之为病，消渴，气上冲心，饥不欲食，食则吐蛔。"又曰："厥阴病，渴欲饮水者，少少与之愈。"今患者饮水过多，乃以茯苓桂枝白术甘草汤治之，得止后，投以乌梅丸，数日愈。乌梅肉15g，细辛3g，干姜6g，黄连9g，当归6g，熟附片3g，蜀椒6g，桂枝6g，人参9g，黄柏6g。

2. 厥阴蛔痛（俞长荣医案）

阮某，女，23岁，腹中痛已历七日，食则更甚，时常呕酸，吐宿食，口渴而不欲饮，昨晚曾吐蛔虫三条，脉沉涩，舌苔白而干，拟属厥阴蛔痛，投以乌梅丸。处方：乌梅五枚，川椒二钱，黄连二钱，黄芩二钱，吴茱萸三钱，半夏三钱，川芎三钱，苦楝根皮一两，槟榔六钱，芜荑四钱，服两剂后，下蛔虫二条，各种症状均除。

X

香附旋覆花汤

【条文】

伏暑、湿温胁痛，或咳，或不咳，无寒，但潮热，或竟寒热如疟状，不可误认柴胡证，香附旋覆花汤主之；久不解者，间用控涎丹。（《温病条辨》下焦 41）

【组成】

生香附（三钱），旋覆花（绢包，三钱），苏子霜（三钱），广陈皮（二钱），半夏（五钱），茯苓块（三钱），薏苡仁（五钱）。

【使用指征】

（1）胸胁胀痛，或咳嗽或不咳，不恶寒，定时发热，或寒热发作有时。

（2）舌象：舌边红，苔腻。

（3）脉：弦滑数或濡数。

【禁忌】

阴虚劳嗽、津伤燥咳者不宜服用。

【适用疾病】

香附旋覆花汤用于治疗冠心病、稳定型心绞痛；结核性胸膜炎 [741]；恶性胸腔积液 [742]；哮喘 [743]；外伤性气血胸 [744]；胸膜腔积液 [745] 等疾病。

【现代药理研究】

香附旋覆花汤具有抗炎，抗氧化活性，抗动脉硬化、抗心肌损伤、抗菌、免疫调节[746]等作用。

【医案举隅】

1.肺不张（王冠华、汪履秋医案）

戴某，女，47岁。初诊：1997年9月8日。病起20载，主要特征为左侧胸部发闭，气短，时有咳嗽，咳吐浊唾涎沫，舌淡、苔薄白，脉细涩。经外院检查多次，西医诊断为左上肺不张、肺功能减退，中医辨证属肺气不足、清肃无权、痰瘀阻滞。治拟宣肺气、化痰浊、和络脉，予以香附旋覆花汤加减。处方：香附10g，旋覆花10g（包煎），苏子10g，杏仁10g，陈皮5g，法半夏10g，薏苡仁10g，瓜蒌皮10g，桔梗5g，枳壳5g，鱼腥草15g，红花10g。用法：水煎，每日1剂，分2次口服。

二诊（1997年10月8日）：服药后痰浊渐去，肺虚脾弱之象显露，遂去枳壳、瓜蒌皮、鱼腥草，加黄芪15g，党参15g，白术10g，以补肺健脾。继服药2个月，复查肺不张已痊愈。

2.结核性胸膜炎（房才龙医案）

丁某某，男，63岁。患者因"右侧胸痛伴低热20天"入院。经异烟肼、利福平、乙胺丁醇抗结核，胸穿抽液。患者低热除，仍有胸痛。A超提示：右胸肩胛线至腋后线第8、9、10肋间均探及液平约4cm，其中见一束高波（可能为肺炎）随呼吸移动。考虑胸穿有刺破肺脏之虞，故在抗结核同时予中药。症见：右侧胸痛，微闷，纳少，肢倦乏力。舌淡、苔白腻水滑，脉细弦。治拟理气通络，化饮逐水，益气健脾。处方：香附、旋覆花、党参、桃仁、丝瓜络各12g，甘遂、大戟各3g，茯苓15g，陈皮6g，半夏、白术各9g。

二诊：药后小便量多，5剂后胸水探查不足2cm，胸痛明显减轻。原方去大戟、甘遂，再5剂胸水消失，胸痛除。

3. 呃逆（牟克祥医案）

李某，男，48岁，初诊：1982年8月26日。患者于8月初生气后，渐作嗳气，纳少。8月20日呃逆突起，大作不停，经用中药及针刺后，呃逆只中止半小时。诊见：面色少华，精神倦怠，呃逆频作，两颊掣痛，微作寒热，呕吐清水痰涎，量多，口干觉甜，喜热饮，右胁胀痛，纳少，尿黄，大便先干后溏，舌淡、苔薄白微黄，脉细滑。证属肝气不疏，逆乘肺胃，胃气挟痰上逆。予香附旋覆花汤加减：香附、炙旋覆花、法半夏、炒苏子各12g，陈皮、枳壳、桔梗各10g，茯苓、党参各15g，代赭石30g，公丁香、吴茱萸、甘草各6g。

二诊：服1剂后，呃逆稍缓，仍作寒热，纳食不香。上方去枳壳、桔梗，加桂枝9g，白芍12g，白蔻仁6g。续服3剂后，呃逆止，诸症告平。

香薷饮

【条文】

手太阴暑温，服香薷饮，微得汗，不可再服香薷饮重伤其表，暑必伤气，最令表虚，虽有余证，知在何经，以法治之。（《温病条辨》上焦25）

【组成】

白扁豆（炒，八两），厚朴（姜制，八两），香薷（一斤）。

【使用指征】

（1）恶寒发热，头疼身痛，无汗。

（2）脘腹痞闷，腹痛吐泻。

（3）舌象：舌苔白腻。

（4）脉：脉浮。

【禁忌】

若属表虚有汗或中暑发热汗出，心烦口渴者，不宜使用。

【适用疾病】

香薷饮适用于治疗小儿暑湿感冒[747]；空调病[748]；小儿疱疹性咽炎[749]；轻症低血钾性软病[750]等疾病。

【现代药理研究】

香薷饮对胃肠道具有双向调节作用，一方面对胃肠道蠕动有促进作用，另一方面治疗饮食不节导致的腹痛、泻泄[751]等。

【医案举隅】

急性胃肠炎（尹周安医案）

郭某某，男，21岁，主诉：发热伴呕吐、腹泻2天。现病史：患者诉2天前旅游返校后出现发热，最高体温达39.7℃，伴呕吐、腹泻，遂至湖南中医药大学第一附属医院急诊科就诊，完善相关检查，核酸检测为阴性，排除新冠肺炎。现症见：经相关处理后体温降至38℃，但仍头痛，稍感形寒畏冷。昨日腹泻5次，水样便，伴肠鸣，无腹痛及脓血便，口干不苦，唇舌生疱。自诉外出嗜食辛辣。舌红，苔薄黄白腻，脉滑数。香薷10g，金银花15g，连翘10g，炒扁豆15g，厚朴15g，法半夏10g，黄连4g，炒栀子6g，芦根30g，石菖蒲10g，淡豆豉30g，木香10g，神曲10g（包）。

二诊：服上方发热已退，吐泻已止。患者未诉特殊不适。舌偏红，苔薄黄腻，脉略数。党参15g，白术15g，陈皮10g，法半夏10g，茯苓15g，甘草10g，木香10g，砂仁6g，黄连3g，神曲10g。

犀角地黄汤

【条文】

太阴温病，血从上溢者，犀角地黄汤合银翘散主之。有中焦病者，以中焦法治之。若吐粉红血水者，死不治；血从上溢，脉七八至以上，面反黑者，死不治，可用清络

育阴法。(《温病条辨》上焦 11)

时欲漱口不欲咽，大便黑而易者，有瘀血也，犀角地黄汤主之。(《温病条辨》下焦 20)

或热时前后缩短，再服再短，蓄血尽而热亦尽。大热已去，亡血过多，余焰尚存者。(《温疫论》上卷)

【组成】

干地黄(一两)，生白芍(三钱)，丹皮(三钱)，犀角(代用品，三钱)。

【使用指征】

(1) 身热谵语，斑色紫黑。

(2) 喜忘如狂，或漱水不欲咽，大便色黑易解。

(3) 吐血、衄血、便血、尿血。

(4) 震颤、眩晕、麻痹。

(5) 皮肤疮痈疥癣，或关节红肿疼痛。

(6) 舌象：舌红绛，或舌绛起刺。

(7) 脉：数或细数。

【禁忌】

阳虚失血、脾胃虚弱者忌用。

【适用疾病】

犀角地黄汤用于治疗湿疹；脓毒症、叶青蛇咬伤导致凝血功能障碍[752]；系统性红斑狼疮[753]；川崎病和过敏性紫癜[754]；清创术后坏死性筋膜炎[755]；2 型糖尿病合并齿衄[756]；提高重型肝炎的生存率、修复肝损害，抗肝纤维化[757][758]；胆汁淤积性肝病[759]；寻常痤疮[760]；原发性肾小球疾病[761]；重型再生障碍性贫血[762]；急性白血病发热[763]；流行性感冒、病毒感染等疾病。

【现代药理研究】

犀角地黄汤具有调节炎症反应、降低炎症因子表达，下调抗氧化应激反应、减轻血管损伤，促进免疫平衡、调节免疫状态等功能[764][765]；通过作用于STAT3、SRC、MAPK3等核心靶点，参与脂质和动脉粥样硬化、C型凝集素受体信号通路等来调节炎症反应和免疫应答，减轻细菌对皮肤损害，多途径、多方面地发挥对湿疹的治疗作用[766]；通过NF-κB信号通路和TLR4信号通路调节流感病毒感染巨噬细胞的炎症反应[767]；改善凝血功能障碍患者的凝血指标[768]；有较好的神经保护作用[769]；抗癌、护肝、调节代谢、抗凋亡、促进增殖等功能[770]。

【医案举隅】

1. 紫斑（董廷瑶医案）

单某，男，5岁。初诊：1974年4月23日。肌肤散布紫斑，血小板 60×10^9/L，西医诊断：血小板减少性紫。伴有发热，唇赤如朱，胃纳稍差，二便尚可，脉数，舌红无苔。证属血热伤络，离经妄行。治宜凉血解毒化斑。处方：广犀角4.5g（代用品，先煎），金银花9g，牡丹皮9g，大生地黄18g，生侧柏叶9g，墨旱莲9g，女贞子9g，白芍9g，连翘9g，4剂，后又续3剂。

二诊（1974年4月30日）：紫斑已隐，血小板上升（ 100×10^9/L）。发热已平，唇赤稍减，纳食渐增，二便均调，脉尚数,舌红苔薄,药有初功,仍宗原法。处方:生甘草2.4g,墨旱莲9g,女贞子9g,生地黄15g,广犀角4.5g(代用品,先煎),川石斛9g,炒藕节9g,白芍9g,4剂。

三诊(1974年5月4日):紫斑初隐,唇赤大减,胃纳较和,二便通调,脉细,舌稍红苔薄润。拟凉血和营主之。处方:生地黄15g,女贞子9g,墨旱莲9g,侧柏叶炭9g,白芍9g,生甘草2.4g,川石斛9g,炒藕节9g,桑葚9g,5剂。药后血小板已增至178×10^9/L,疾病告愈。

2.咯血(胡杰峰医案)

张某,女,20岁,患者因咯血量多鲜红,呛咳频频,住急诊室,经静脉点滴水剂青霉素,肌注庆大、止血敏、安络血、垂体后叶素等治疗无效。于1988年4月10日邀中医会诊。症见:两颧潮红,呛咳频频,咯血鲜红,量多,两肺闻及散在湿性啰音,肝脾未扪及,苔黄,舌边红,脉弦数。辨证属肝火犯肺,火灼肺金,复炎阳络。治用犀角地黄汤合黛蛤散化裁加大黄、药用生地黄、蛤壳、代赭石(先煎)各30g。牡丹皮、赤芍、栀子各15g,茯苓12g,青黛(包)、大黄各10g,甘草3g,服2剂血止,诸症大减,原方化裁服10剂痊愈出院。

小半夏加茯苓汤

【条文】

两太阴暑温，咳而且嗽，咳声重浊，痰多不甚渴，渴不多饮者，小半夏加茯苓汤再加厚朴，杏仁主之。（《温病条辨》上焦29）

阳明湿温，呕而不渴者，小半夏加茯苓汤主之；呕甚而痞者，半夏泻心汤去人参、干姜、大枣、甘草加枳实、生姜主之。（《温病条辨》中焦64）

【组成】

半夏（六钱），茯苓（六钱），生姜（四钱）。

【使用指征】

（1）呕吐，心下痞，头目眩晕，心悸。

（2）咳嗽，痰多，咳声重浊，口不渴，或渴不多饮。

（3）舌象：舌苔白腻。

（4）脉：濡滑。

【禁忌】

阴虚呕吐者应慎用。

【适用疾病】

小半夏加茯苓汤用于治疗缺血性脑卒中后顽固性呃逆 [771]；慢性脑供血不足 [772]；呕吐，如：慢性肾脏病呕吐 [773]、癌症化疗呕吐 [774]、妊娠呕吐 [775]、周期性呕吐 [776]、顽固性呕吐 [777]、胃切除术后胃轻瘫 [778]；病毒性心肌炎 [779]；右心衰竭[780]；肺心病、心衰[781]；前庭神经元炎[782]等疾病。

【现代药理研究】

小半夏加茯苓汤具有止吐的作用机制可能与 M 胆碱受体、抑制 5-HT 的生成与释放、升高血浆胃动素水平、升高血清胃泌素水平、下调延髓和胃窦 NK1R 蛋白、SP 蛋白及相应 mRNA 的表达有关[783]；还具有抗肿瘤[784]等作用。

【医案举隅】

1. 水气呕吐（谢映庐医案）

付金生，时当暑月，天气亢燥，饮水过多，得胸痛病，大汗呕吐不止。视之口不渴，脉不躁，投以温胃之剂，胸痛遂愈，而呕吐未除，自汗头眩加甚。再以温胃方加黄芪与服，服后亦不见效，惟汗出抹拭不逮，稍动则眩晕难支，心下悸动，举家咸以为脱，吾许以 1 剂立愈。处方：半夏 15g，茯苓 9g，生姜 1 片。令即煎服，少顷汗收呕止，头眩心悸顿除。

原按：饮水过多，消化不及，停于心下，蕴郁胸脯，而致胸痛，汗出，呕吐不止。虽无阳热见证，但继用温胃，饮邪不能尽去，唯宜小半夏加茯苓汤降逆止呕，导水下行，竞 1 剂呕止，其效如神。

2. 胃脘痛（王子德医案）

格桑某，女，30 岁，牧民。患者饮食生冷诱发胃脘痛。初诊：1973 年 9 月 12 日。症见：胃脘痛，打嗝，吐清水痰涎，畏寒，痛时喜温熨按，腹胀，食欲减退，反酸嗳气，口不渴喜热饮，舌苔白，脉微沉紧。此为过食生冷，寒积于中，阳气不振，寒邪犯胃所致。治宜温胃散寒，祛痰止痛，引水下行。处方：半夏40g（先煎半小时），获苓30g，生姜30g。

二诊（1973年9月20日）：服药4剂后诸症全部消失而愈。为巩固疗效，继服2剂，病情稳定，追访5年未见复发。

小柴胡汤

【条文】

少阳疟如伤寒证者，小柴胡汤主之。渴甚者去半夏，加栝蒌根；脉弦迟者，小柴胡加干姜陈皮汤主之。（《温病条辨》中焦84）

疟邪热气，内陷变痢，久延时日，脾胃气衰，面浮腹膨，里急肛坠，中虚伏邪，加减小柴胡汤主之。（《温病条辨》中焦96）

【组成】

柴胡（三钱），黄芩（一钱五分），半夏（二钱），人参（一钱），炙甘草（一钱五分），生姜（三片），大枣（去核，二枚）。

【使用指征】

（1）胸胁苦满，或胁下硬满，或胁下痞满。

（2）往来寒热，发热或持续低热。

（3）心烦喜呕，或呕吐，口苦咽干，默默不欲饮食。

（4）或妇人经水适断，寒热发作有时。

（5）舌象：舌苔薄白。

（6）脉：弦。

【禁忌】

风寒感冒、肝火偏盛、肝阳上亢者慎用。

【适用疾病】

小柴胡汤用于治疗小儿肺炎；咳嗽变异性哮喘[785]；女性躯体形式障碍[786]；变应性鼻炎[787]；腹泻型肠易激综合征[788]；传染性单核细胞增多症[789]；甲状腺疾病，如甲状腺结节、桥本甲状腺炎[790][791][792]；抑郁症[793]；癌性疾病放化疗以及靶向药物的负面效果、减轻毒副作用、改善患者的生存质量[794]；功能性消化不良、反流性食管炎、胆汁反流性胃炎、慢性胃炎、溃疡性结肠炎、慢性乙型肝炎、慢性胆囊炎等疾病[795]；2型糖尿病[796]；头痛[797]等疾病。

【现代药理研究】

小柴胡汤具有保护胃黏膜，调节胃肠动力，调节肠道菌群，抗幽门螺杆菌感染，调脂保肝降酶，抑制炎症反应，促进肿瘤细胞凋亡、抑制增殖的作用[798]；具有解热、抗炎、保肝、抗肿瘤、抗病毒、免疫调节等[799]；降低炎症细胞活性，改善炎症微环境、促进肺功能恢复[800]；保护肝肾组织、调节血糖和血脂代谢[801]；抗抑郁[802]；调节胃肠道激素水平，改善胃肠动力，提高机体抗氧化能力，增强胃肠道黏膜的防御力，调节脑肠轴—肠道菌群，维持消化系统稳态，减轻炎症反应，加速损伤黏膜修复，增强机体免疫，抑制

HBV病毒复制 [803] 等功能。

【医案举隅】

1. 盗汗（刘渡舟医案）

袁某，男，64岁。外感时邪，午寒午热，两胁苦满、伴咳嗽有痰，口苦，心烦。至夜间合目则盗汗出，湿透衣被，甚以为苦。脉弦有力，舌苔白滑。此冬令时邪，先犯肺卫，治不如法，乃传少阳。少阳气郁不疏，相火内蕴，逼迫津液外出，故见盗汗。处方：柴胡12g、黄芩10g、半夏10g、生姜6g、党参9g、生石膏15g、炙甘草9g、鱼腥草10g、桔梗6g。服药2剂，盗汗止而诸症愈。

2. 低热（李克绍医案）

张某，男，50岁。1973年初夏，发低烧。在楼德治疗无效，返回济南。西医检查，找不出病因、病灶，每日只注射盐水、激素等药物，治疗两月，仍毫无效果。患者饮食二便均较正常，脉象稍显弦细，兼微觉头痛。《伤寒论》云："伤寒，脉弦细，头痛发热者，属少阳。"因予小柴胡汤原方，其中柴胡每剂用24g，共服两剂，低烧全退。患者自觉全身舒适。3天后患者病愈，已能上班工作。

小承气汤

【条文】

阳明温病，诸证悉有而微，脉不浮者，小承气汤微和之。（《温病条辨》中焦3）

185

阳明温病，汗多谵语，舌苔老黄而干者，宜小承气汤。（《温病条辨》中焦4）

阳明温病，下利谵语，阳明脉实，或滑疾者，小承气汤主之；脉不实者，牛黄丸主之，紫雪丹亦主之。（《温病条辨》中焦9）

阳明暑温，湿气已化，热结独存，口燥咽干，渴欲饮水，面目俱赤，舌燥黄，脉沉实者，小承气汤各等分下之。（《温病条辨》中焦40）

热邪传里，上焦痞满者。（《温疫论》上卷）

【组成】

大黄（五钱），浓朴（二钱），枳实（一钱）。

【使用指征】

（1）脘腹部痞满，微烦，潮热，谵语，大便硬。

（2）下利黏秽不爽，腹痛拒按，里急后重。

（3）舌象：舌苔老黄。

（4）脉：右手关脉迟，或滑而疾。

【禁用】

孕妇禁用。

【适用疾病】

小承气汤用于治疗肠梗阻如：炎性肠梗阻[804]、麻痹性肠梗阻[805]、粘连性肠梗阻[806]、恶性肠梗阻[807]；便秘如：功能性便秘[808]、药物所致便秘[809]、术后便秘[810]、其他便秘[811]；胃肠功能障碍[812]；胃瘫综合征[813]；腹胀[814]；炎症如：例萎缩性胃炎[815]、酒精性肝炎[816]、脑卒中合并肺

部感染 [817]；颅脑疾病 [818]；妇产科疾病如：剖宫产术后的腹胀、腹痛 [819]、产后尿潴留 [820]、妊娠期高血压 [821]、卵巢癌细胞减灭术后 [822]；儿科疾病如：小儿肠梗阻 [823]、功能性便秘的患儿 [824]；脓毒症 [825]；口臭 [826]；Ⅱ型呼吸衰竭 [827]；顽固性呃逆 [828]；食源性肥胖 [829] 等疾病。

【现代药理研究】

小承气汤具有泻下、抗炎、抑菌、调节胃肠激素等药理作用 [830]；通过刺激大肠黏膜，促进肠道蠕动，从而引发泻下作用 [831]；以有效抑制肠道中大肠埃希菌、肠球菌菌量，还可以抑制双歧杆菌、乳杆菌、拟杆菌等肠道厌氧菌 [832]；可调节胃泌素（GAS）、胃动素（MTL）、生长抑素（SST）等胃肠激素，通过改善胃肠动力学的指标，加速患者胃肠功能恢复 [833]；增强患者的胃肠电活动功能，加快胃肠运动功能的恢复，并能有效降低患者术后不良反应事件的发生率 [834]；能缩小肝小叶受损范围，促进肝细胞 RNA 合成，阻止内质网损伤，减轻肝细胞坏死 [835] 等作用。

【医案举隅】

1. 流行性乙型脑炎（蒲辅周医案）

梁某某，男，28岁。住某医院，诊断为流行性乙型脑炎。病已六日，曾连服中药清热解毒养阴之剂，病势有增无减。会诊时体温高 40.3℃，脉象沉数有力，腹满微硬，吟声连续，目赤不闭，无汗，手足妄动，烦躁不宁，有欲狂之势，神昏谵语，四肢微厥，昨日下利纯青黑水，此虽病邪羁踞阳明，热结旁流之象，但未至大实满，而且舌苔秽腻，色不老黄，未可与大承气汤，乃用小承气汤法微和之。服药后，哕止便通，汗出厥回，神清热退，诸症豁然，再以养阴和胃之剂调理而愈。

2. 胃疼腹胀（刘渡舟医案）

陈某，男，12岁，端阳节吃凉粽子多枚，翌日胃疼腹胀，哭啼不止，其父买"一粒丹"成药服之不应，且疼痛转甚。切其脉沉滑有力，视其舌则黄白而腻，解衣视其腹膨胀如含瓦，以手按之，叫哭不已，问其大便，知已3日未行。辨证为食填太仓，胃肠阻滞，气机不利所致，处方：大黄9g，厚朴9g，枳实9g，藿香梗6g，生姜6g，服药后不到两小时，腹中气动有声，旋而作泄，味甚酸臭，连下两次，则腹痛止而思睡矣。转方用保和丸加减而愈。

小定风珠

【条文】

既厥且哕（俗名呃忒），脉细而劲，小定风珠主之。（《温病条辨》下焦15）

【组成】

鸡子黄（生用，一枚），真阿胶（二钱），生龟板（六钱），童便（一杯），淡菜（三钱）。

【使用指征】

（1）手足瘛疭，呕逆不止。

（2）眩晕，失眠，大便秘结。

（3）舌象：舌绛无苔。

（4）脉：细数。

【禁用】

脾胃虚弱者慎用。

【适用疾病】

小定风珠用于治疗呃逆[836]；流行性乙型脑炎[837]等疾病。

【医案举隅】

呃逆（张明月医案）

黄某，男，89岁，退休工程师。患者于1978年夏季，因感冒发热，渐至呕吐，四肢厥冷而来院就诊，诊断为休克型肺炎。住院治疗十多天，体温仍持续在38℃以上，血压靠升压药维持，病情日趋恶化，而以中医治疗症见：面赤而憔，目淡无神，口唇干燥，四肢蠕动，循衣摸床，胡言妄语，呃逆连声。其家属云："十多天未进食，亦未大便，只能饮少量水，小便既黄且短。"察其腹满拒按，身热无汗，四肢尚温，舌质红绛，苔黄厚腻，脉细数而实。此属阳明温病，非急下不能荡除阳明久羁之邪，但因其年迈，热病已久，阴液大耗，不能纯用峻下。又见无汗，小便不利，谵语，此为热伤营分，邪闭心包，故当配伍清营开窍之品：大黄、厚朴、麦门冬、玄参、连翘、竹叶心、郁金各10g，芒硝6g（冲），生地黄15g，人工牛黄1.5g（冲），黄连6g。1剂。头煎大便得下，热退大半，二煎去芒硝。二日后，白天体温已趋正常，诸症悉减，能进少量饮食，撤除升压药。但半夜仍有发热，口燥咽干，舌苔干黑，脉细数有力，拟吴氏护胃承气汤微和之；大黄、元参、麦门冬各 10g，生地 15g，丹皮、知母各 6g。1 剂。服后体温正常，舌苔渐化，饮食渐增，但其继续呃逆未愈，夜半为甚，持续数日，脉细而劲，小定风珠主之：鸡子黄一枚，阿胶 6g，生龟板 18g，童便 40mL，淡菜 10g。2 剂。先煮龟板、淡菜、去滓，入阿胶烊化，调鸡子黄，再冲童便，顿服之。1 剂后呃逆大减，2 剂后痊愈。以饮食调养半个月余，起居如常，胸透肺部阴影全消，乃出院。

小建中汤

【条文】

温病愈后，面色萎黄，舌淡，不欲饮水，脉迟而弦，不食者，小建中汤主之。（《温病条辨》下焦 34）

【组成】

白芍（酒炒，六钱），桂枝（四钱），甘草（炙，三钱），生姜（三钱），大枣（去核，二枚），胶饴（五钱）。

【使用指征】

（1）腹中急痛或绵绵作痛，时发时止，喜温喜按，纳差，神疲乏力，虚怯少气。

（2）心中悸动，虚烦不宁，面色萎黄。

（3）四肢酸楚，手足烦热，咽干口燥，不欲饮水。

（4）舌象：舌淡苔白。

（5）脉：弦细。

【禁忌】

阴虚火旺者慎用。

【适用疾病】

小建中汤用于治疗消化性溃疡；小儿有夜间遗尿、虚弱、易疲劳、腹直肌紧张或过敏症状；虚寒型小儿肠痉挛症[838]；脾胃虚寒型小儿肠系膜淋巴结炎[839]；调理小儿体质虚弱[840]；萎缩性胃炎[841]；肠易激综合征[842]；慢性非特异性溃疡性结肠炎[843]；老年人体虚便秘[844]；功能性消化不良[845]；慢性腹泻[846]；慢性乙型病毒性肝炎合并胃黏膜病变[847]；慢性低血压[848]；毒性心肌炎所致心律失常[849]；室性早搏[850]；焦虑症[851]；老年抑郁症[852][853]；痛经[854]；慢性荨麻疹[855]等疾病。

【现代药理研究】

小建中汤具有抑制炎症反应、抗氧化、抗凋亡、抑制胃酸分泌等作用改善溃疡损伤[856]；促进胃肠推动与排空[857]；增强免疫力[858]等作用。

【医案举隅】

1. 月经淋漓（顾兆农医案）

某女，33岁。2个月来左腹胀痛，胃脘不舒，饮食稍硬则胃胀痛，不恶心，大便干，时有胸闷，后背脊椎骨痛。近2个月来月经淋漓10余天不净，量少色淡，带下色白，绵绵不断。方用小建中汤加味：桂枝12g，白芍30g，炙甘草10g，生姜10g，大枣6枚，党参20g，半夏15g，乌药9g，陈皮10g，炒蒲黄15g，续断10g，麦芽10g，砂仁

3g。每日 1 剂。服 5 剂后诸症减轻，继服 5 剂而愈。

2. 腹痛（刘渡舟医案）

李某，女，38 岁。产后失血过多，又加天气严寒，而腹中疼痛，痛时自觉肚皮向里抽动。用热物温暖方能缓解，切其脉弦细，视其舌淡嫩，苔薄。辨为血虚而不养肝，肝急而刑脾，脾主腹，是以拘急疼痛，而遇寒更甚。故予：桂枝 10g，白芍 30g，炙甘草 6g，生姜 9g，大枣 7 枚，当归 10g，饴糖 40g（烊化），此方服 3 剂，而腹痛不发。转方用双和饮气血两补收功。

小青龙汤

【原文】

秋湿内伏，冬寒外加，脉紧无汗，恶寒身病，喘咳稀痰，胸满，舌白滑，恶水不欲饮，甚则倚息不得卧，腹中微胀，小青龙汤主之；脉数有汗，小青龙去麻、辛主之；大汗出者，倍桂枝，减干姜，加麻黄根。（《温病条辨》下焦 47）

【组成】

麻黄（去节，三钱），甘草（炙，三钱），桂枝（去皮，五钱），芍药（三钱），五味子（二钱），干姜（三钱），半夏（五钱），细辛（二钱）。

【使用指征】

（1）恶寒发热，头身疼痛，无汗。

（2）咳嗽痰白清稀，微喘，甚则喘息不得卧，恶水不欲饮。

（3）身体疼重，头面四肢水肿。

（4）舌象：舌苔白滑。

（5）脉：浮或紧。

【禁忌】

病性属热者勿用。

【适用疾病】

小青龙汤用于治疗肺炎[859]；新型冠状病毒肺炎[860]；慢性阻塞性肺疾病[861]；冠心病慢性心力衰竭[862]；慢性肾小球肾炎[863]；变应性鼻炎[864][865]；咳嗽变异性哮喘[866]；支气管哮喘[867]；急性支气管炎[868]；慢性支气管炎[869]；慢性肺源性心脏病[870]等疾病。

【现代药理研究】

小青龙汤具有良好的抗过敏、抗炎、止咳平喘等作用[871]；提高患者免疫细胞的活性，对炎症因子的表达有抑制作用，抗病毒作用[872]；具有改善气道重塑、抗过敏、神经及组织修复作用[873]；抗氧化应激、能量代谢[874][875]；改善其心功能和血清 hs-CRP、BNP 的水平[876]；促进血管生成、血管内皮细胞迁移的正调控、脂多糖介导的信号通路、类固醇激素受体活性、细胞外调节蛋白激酶的正调控等过程，参与调控的信号通路包括 VEGF 信号通路、HIF-1 信号通路、TNF 信号通路、PI3K-Akt 信号通路和 TLR 信号通路[877]；介导 IL-17 细胞因子调节 Th17 细胞分化进一步调节 Th1/Th2 平衡达到抗炎、调节免疫作用[878]等作用。

【医案举隅】

1. 慢性哮喘（吴佩衡医案）

郑某某，女，25 岁，已婚。患慢性哮喘病已 14 年之久，现身孕四个月之久。初诊：1959 年 10 月 9 日，询其病史，始因年幼体弱，感风寒而起病，药食调理不当，风寒内伏，夹湿痰上逆于肺，经常喘咳，值天寒时令尤甚，迄今病已多年，转成慢性哮喘。症见咳嗽短气而喘，痰多色白，咽喉不利，时发喘息哮鸣。面色淡而少华，目眶、口唇呈青乌色。胸中满闷，少气懒言，咳声低弱，咳时则由胸部牵引小腹作疼，食少不思饮，溺短不清，夜间咳喘尤甚，难于平卧入寐。舌苔白滑厚腻，舌质含青色，脉现弦滑，沉取则弱而无力。此系风寒伏于肺胃，久咳肺肾气虚，阳不足以运行，寒湿痰饮阻遏而成是证。法当开提肺寒，补肾纳气，温化痰湿治之，方用小青龙汤加附片。附片 100g，杭芍 10g，麻黄 10g，北细辛 6g，干姜 30g，桂枝 20g，五味子 5g，半夏 10g，甘草 10g。

二诊：服药 2 剂后咳吐大量清稀白痰，胸闷，气短及喘咳均已较轻，能入睡四五个小时，食思见增，唇舌转红，仍微带青色，厚腻白苔退去其半。上方虽见效。然阳气未充，寒湿痰饮尚未肃清，继以温化开提之剂治之。方用四逆、二陈合方加麻、辛、桂。附片 200g，干姜 40g，茯苓 30g，法半夏 15g，麻黄 10g（蜜炙），广陈皮 10g，北细辛 8g，上肉桂 10g（研末，泡水兑入），甘草 10g。

2. 咳嗽痰黏（朱阜山医案）

儿童，6岁，11月下旬夜间随祖父捕鱼，感冒风寒，咳嗽痰黏，前医投旋覆代赭石汤咳嗽陡止，声音嘶哑，涎壅痰鸣，气急鼻煽，肩息胸高，烦躁不安，大小便不利，脉右伏，左弦细，乃与小青龙汤原方。桂枝3g，白芍15g，仙半夏15g，干姜3g，北细辛3g，炙麻黄3g，炙甘草3g，五味子3g。一剂而喘平，再剂咳爽而咯痰便利矣。

小陷胸汤加枳实汤

【条文】

脉洪滑，面赤身热头晕，不恶寒，但恶热，舌上黄滑苔，渴欲凉饮，饮不解渴，得水则呕，按之胸下痛，小便短，大便闭者，阳明暑温，水结在胸也，小陷胸汤加枳实主之。（《温病条辨》中焦28）

【组成】

黄连（二钱），栝蒌（三钱），枳实（二钱），半夏（五钱）。

【使用指征】

（1）脘痞，心下按之则痛，或自痛，渴欲凉饮，饮不解渴。

（2）得水则呕，按之胸下痛。

（3）小便短赤，大便不通。

（4）舌象：苔黄或浊，或苔黄白相间而腻滑。

（5）脉：浮滑或洪滑。

【禁忌】

（1）湿痰、寒痰、中虚痞满者禁用。

（2）忌服生冷、油腻、腥膻、浓茶等食物。

【适用疾病】

小陷胸汤加枳实用于治疗冠心病稳定型心绞痛；幽门梗阻；慢性胆囊炎、胆囊结石等疾病。

【现代药理研究】

小陷胸汤加枳实具有抑制血小板聚集，降低血管硬化风险，改善患者血流状态，降低心肌缺氧缺血风险[879]；改善功能性消化不良大鼠的胃排空和小肠推进，改善由吲哚美辛诱导的大鼠胃溃疡症状[880]等功能。

【医案举隅】

幽门梗阻（骆虹石医案）

常某，男，38岁，工人，1995年4月5日就诊。病史：上腹部疼痛，进食后缓解已3年，春秋时节反复发作。经某医院X线钡透确诊为十二指肠球部溃疡。曾服用"胃必治、丽珠得乐"等胃药，症状逐渐改善。3天前因工作劳累，饮酒较多后，上腹部痞满疼痛呕吐，进水则吐，经某医院诊断为十二指肠球部溃疡合并幽门梗阻，建议手术治疗。患者不同意手术遂来门诊治疗。检查：体温36.8℃，呼吸16次/分，脉搏72次/分，血压12/9.5kPa（90/71mmHg），神清，检查合作，急性面容，略见消瘦，舌红苔黄腻，脉象弦滑。心肺听诊正常，腹部触诊平坦，心窝部硬满，按之疼痛，叩之有振水音，肝脾未触及。诊断：结胸证。处方：黄连15g，瓜蒌50g，清半夏20g，枳实20g，3剂水煎服。服药3剂后呕吐停止，有饥饿感，可进半流质饮食，上腹部胀闷减轻，脉象仍弦滑，舌红黄腻，心窝部较硬满，按之疼痛减轻。湿热痰浊渐除，胃失和降好转。拟以黄连10g，瓜蒌25g，清半夏、枳实、陈皮、厚朴各15g。服药3剂后诸症消失，经随访1年未见复发。

泻心汤

【条文】

滞下，湿热内蕴，中焦痞结，神识昏乱，泻心汤主之。（《温病条辨》中焦90）

【组成】

大黄（二两），黄连（一两），黄芩（一两）。

【使用指征】

（1）心下胃脘部痞满不舒，按之柔软，心悸，心烦，面色潮红。

（2）吐血、衄血，伴目赤肿痛，口舌生疮。

（3）小便黄，大便秘结。

（4）舌象：舌红，苔黄。

（5）脉：关脉浮大。

【禁忌】

（1）兼有恶寒者，不可服。

（2）喜热饮者，不可服。

【适用疾病】

泻心汤适用于动脉粥样硬化[881]；胃溃疡、胃癌[882]；心肌缺血[883]；脱发等疾病。

【现代药理学研究】

泻心汤具有降低炎症因子 IL-1β、IL-6、TNF-α 的分泌和 mRNA 的表达，抑制内皮细胞炎症反应，从而发挥抗 AS 作用[884]；调控 AKT1、TP53、IL6、TNF、VEGFA 等核心靶点，以及癌症通路、PI3K-Akt 信号通路、MAPK 信号通路、TNF 信号通路等主要通路，发挥抗炎、抑酸、抗幽门螺杆菌、保护胃黏膜、防癌抑癌等作用，对胃溃疡起到治疗目的[885]；具有一定抑菌效应[886]；抗内毒素作用[887]；调节脂质水平、改善抗氧化能力[888]等功能治疗多种疾病。

【医案举隅】

1. 火狂（刘渡舟医案）

杨某，男，38 岁。因与家人争吵，气恼之后，精神异常烦躁，坐立不安，怒目向人，握拳欲击，六七日不眠，反欲奔跑为快。切其脉洪大有力，舌苔厚黄，口味臭秽喷人，问其家人，大便已 7 日未解。辨为心胃火盛，阳亢热实。当泻心胃之实火。大黄 10g，黄连 10g，黄芩 10g。连服几剂，患者狂热未减，大便未下。病重药轻，将大黄剂量增至 15g。服后大便泻下较多，患者顿觉神疲思睡，寐而打鼾，两日后始醒，狂证如失。

原按：火热阳狂，大便秘结，"泻心"而愈。若出现腹胀痛者，可改用大、小承气汤。

2. 脱发（刘渡舟医案）

余某某，男，42岁。患脂溢性脱发，每晨起则见枕席之上落发成绺，头顶部头皮灼然可见、已成光秃。而且头皮甚痒、头屑甚多、以指甲揩拭而有臭味。舌绛少苔、脉来则数。此证为心火上炎，灼血伤阴，心火独旺，血不荣发，而焦脆不柔，是亦脱发而头皮痒也。治疗用泻心护发之法，予三黄泻心汤：大黄6g，黄连6g，黄芩6g，服药3剂，大便作泻、小便甚黄，然头皮之痒立止，而脱发从此而愈。

原按：发为"血余"而主乎心，心属火而主血脉。心火上炎，血热不荣，反为焦灼之变，是以毛脆发落而为病。观其头皮甚痒，为火之炎也；脂溢味臭，是火之味也；舌绛脉数，乃火之征也。故予三黄泻心汤，苦寒直折心火，大能清心凉血，待心血平静，自能上荣于发，则发根坚固，必不脱落。此"辨证求因，审因论治"之法的具体体现。

新加黄龙汤

【条文】

阳明温病，下之不通，其证有五：应下失下，正虚不能运药，不运药者死，新加黄龙汤主之。喘促不宁，痰涎壅滞，右寸实大，肺气不降者，宣白承气汤主之。左尺牢坚，小便赤痛，时烦渴甚，导赤承气汤主之。邪闭心包，神昏舌短，内窍不通，饮不解渴者，牛黄承气汤主之。津液不足，无水舟停者，间服增液，再不下者，增液承气汤主之。(《温病条辨》中焦 17)

【组成】

细生地（五钱），生甘草（二钱），人参（一钱五分，另煎），生大黄（三钱），芒硝（一钱），元参（五钱），麦门冬（连心，五钱），当归（一钱五分），海参（洗，二条），姜汁（六匙）。

【使用指征】

（1）大便秘结，腹中胀满而硬，神倦少气，口干咽燥，唇裂舌焦。

（2）舌象：苔焦黄或焦黑燥裂。

（3）脉：沉细。

【禁忌】

寒积便秘禁用。

【适用疾病】

新加黄龙汤用于治疗粘连性肠梗阻；便秘 [889][890]；急性重症胰腺炎 [891]；低容量性休克 [892]；肝硬化腹水 [893]；持续高热 [894] 等疾病。

【现代药理研究】

新加黄龙汤具有加强血流速度、加强血液循环、抑制血小板聚集功能、减少血流阻力的功效，减少炎症细胞，减轻肠道组织的病理改变作用，对肠黏膜有保护作用 [895]；同时能降低严重脓毒症患者肠通透性和内毒素水平，减轻炎症反应，改善胃肠道功能障碍[896]等作用。

【医案举隅】

高热（曹云松医案）

患者，女，73 岁，初诊：2014 年 7 月 17 日。主诉：左侧肢体无力 1 年，发热 1 个月余。患者 1 年前无明显诱因出现右上肢及左下肢活动不利，言语不利，诊断为"脑栓塞"，体温最高 39.2℃，查血常规：白细胞计数（WBC）14.93×10⁹/L，中性粒细胞百分数（NEUT%）87.8%；血气分析：二氧化碳分压（PCO2）27.5mmHg，氧分压（PO2）72.1mmHg；CT 示右肺肺炎，诊断为"肺部感染"，予头孢哌酮舒巴坦、莫西沙星抗感染等治疗，但体温仍居高不下，最高达 40.0℃，后将抗生素升级为美罗培南、去甲万古霉素及氟康唑加强抗感染，体温降至正常，6 月 30 日出院。7 月 17 日患者再次出现发热，体温最高达 40.3℃，伴咳嗽咳痰，遂住院治疗。入院症见：发热汗出，体温 39.9℃，嗜睡，呼之可睁眼，四肢活动不利，言语不能，小便失禁，大便无。患者有 2 型糖尿病史 20 年，使用胰岛素降糖；心源性脑栓塞病史 1 年，遗留左侧肢体活动不利、言语不利；阵发性房颤病史 4 年；高血压病史 2 年；高脂血症病史 1 年。查体：两肺可闻及少量湿啰音；心率 84 次 /min，心律绝对不齐，第一心音强弱不等。神经系统查体：四肢自主活动不能，四肢肌力不可测，右侧病理征（±）。实验室检查：全血细胞分析：WBC：15.68×10⁹/L，NEUT%：89.5%，血小板计数（PLT）81×10⁹/L；生化全项：总蛋白（TP）31.6g/L，白蛋白（Alb）19.5g/L，BUN：26.86mmol/L，SCr：117.6μmol/L；胸部CT：两肺下叶炎症或胸腔积液，右肺门下方结节不除外；心脏超声：主动脉硬化，左房大，左室功能减低；腹部超声：脂肪肝，肝大。西医诊断：陈旧性脑梗死；肺部感染。中医诊断：发热，气血亏虚、热结肠腑证；中风，中脏腑，气虚血瘀、痰浊瘀阻证。西医予头孢哌酮舒巴坦、莫西沙星、氟康唑抗感染等治疗，疗效不佳，使用各种降温方法均无明显缓解。中医诊脉两手均为沉细而弱，沉取则难以触及，两手尺脉坚大搏指，舌淡苔似积粉。辨证为气阴两虚，燥屎内结，治以补气养阴，通腑泻热，方处新加黄龙汤加减，方药组成：党参15g，白术12g，黄芪15g，当归15g，地黄20g，玄参15g，麦门冬10g，天门冬12g，全瓜蒌25g，生大黄9g，芒硝12g，枳实9g，炙甘草9g，1剂。当晚体温最高达40.5℃，中药浓煎后21：30经鼻饲管灌入，凌晨4：00左右大便1次，体温随之降至36.8℃，后体温降至正常；后患者再次发热，但在38.0℃以下，调整治则以益气养阴为主，方药组成：太子参20g，白术12g，黄芪15g，当归15g，地黄20g，玄参15g，麦门冬10g，天门冬12g，石斛12g，炙甘草9g。7剂，水煎服。3天后体温正常，随访一个月未再反复。

新加香薷饮

【条文】

手太阴暑温，如上条证，但汗不出者，新加香薷饮主之。（《温病条辨》上焦 24）

【组成】

香薷（二钱），金银花（三钱），鲜扁豆花（三钱），厚朴（二钱），连翘（二钱）。

【使用指征】

（1）恶寒发热，头痛，无汗，口渴面赤，胸闷不舒，小便短赤。

（2）舌象：舌苔白腻。

（3）脉：浮数，或濡数。

【禁忌】

用新加香薷饮治疗已得微汗之后，不可再用原方发汗，以防耗气而致正气损伤。如果还有余症不解，也要根据具体病情进行辨证论治。

【适用疾病】

新加香薷饮用于治疗暑湿型感冒、小儿暑湿发热及辅助治疗社区获得性肺炎[897]；甲 1 型流感病毒[898]；新型冠状病毒肺炎[899]；急性肠炎[900]等疾病。

【现代药理研究】

新加香薷饮具有抗炎、解热作用[901]；免疫调节，抗病毒抗菌作用，主要对金黄色葡萄球菌、肺炎球菌、溶血性链球菌、痢疾杆菌、大肠埃希菌、伤寒杆菌及流感病毒、腺病毒、柯萨奇病毒、肠道轮状病毒、肺炎支原体等有较强的抑制作用[902]。

【医案举隅】

1. 暑湿感冒（王德祖医案）

易某某，男，44岁。夏月外感后绕头箍痛，汗出多，鼻塞流清涕，略恶风，二便调，纳平，舌淡红、苔浊，咽喉淡润，脉浮弦关滑。初诊：予桂枝汤加蔓荆子3剂（1日内2小时服1次，1剂分2次）。

二诊：初诊无效，再予桂枝汤加玉屏风散：蔓荆子10g，桑叶30g，仙鹤草30g。2剂。

三诊：仍无效，考虑辨证思路错误，应为暑湿感冒，予新加香薷饮。3剂愈。

2. 急性胃肠炎（尹周安医案）

郭某某，男，21岁，主诉：发热伴呕吐、腹泻2天。现病史：患者诉2天前旅游返校后出现发热，最高体温达39.7℃，伴呕吐、腹泻，遂至湖南中医药大学第一附属医院急诊科就诊，完善相关检查，诊断为急性胃肠炎（其核酸检测为阴性，排除新冠肺炎）。现症见：经相关处理后体温降至38℃，但仍头痛，稍感形寒畏冷。昨日腹泻5次，水样便，伴肠鸣，无腹痛及脓血便，口干不苦，唇舌生疱。自诉外出嗜食辛辣。舌脉：舌红，苔薄黄白腻，脉滑数。处方：新加香薷饮合连朴饮化裁×3；香薷10g，金银花

15g，连翘 10g，炒扁豆 15g，厚朴 15g，法半夏 10g，黄连 4g，炒栀子 6g，芦根 30g，石菖蒲 10g，淡豆豉 30g，木香 10g，神曲 10g（包）。

二诊：服上方发热已退，吐泻已止。患者未诉特殊不适。舌偏红，苔薄黄腻，脉略数。处方：党参 15g，白术 15g，陈皮 10g，法半夏 10g，茯苓 15g，甘草 10g，木香 10g，砂仁 6g，黄连 3g，神曲 10g。

原按：本案属外有风寒、内有湿热，首诊见"形寒畏冷、发热、头痛"，表证未去，"腹泻、水样便、口干、口舌生疮"乃下焦湿热之象，故予新加香薷饮解表化湿，王氏连朴饮清热燥湿，和胃止利，故获效。发热及吐泻即止。二诊发热已除，呕吐腹泻已止，但"呕吐伤胃，泄泻伤脾"，后期当顾护脾胃。可予香砂六君子汤健脾和胃。观患者舌苔仍腻，湿热之邪未尽，加入香连丸增强清热燥湿之效，防止泄泻再发。

杏仁汤

【条文】

舌白渴饮，咳嗽频仍，寒从背起，伏暑所致，名曰肺疟，杏仁汤主之。（《温病条辨》上焦 52）

【组成】

杏仁（三钱），黄芩（一钱五分），连翘（一钱五分），滑石（三钱），桑叶（一钱五分），茯苓块（三钱），白

205

蔻皮（八分），梨皮（二钱）。

【使用指征】

（1）寒热如疟，周身恶寒而先起于背部，汗出热解，口渴喜饮，咳嗽不止。

（2）唇、喉、齿干燥，口中黏腻。

（3）舌象：舌苔白腻，或兼干。

（4）脉：浮。

【禁忌】

风寒证者不适宜。

【适用疾病】

杏仁汤用于治疗肺疟、温病肺热证、顽固性咳嗽、喉源性咳嗽、小儿咳嗽、新型冠状病毒肺炎[903] 等疾病。

【医案举隅】

1. 肺疟（伍炳彩医案）

陈某，男，33 岁。初诊：1987 年 2 月 5 日。患者因肝硬化合并食道静脉破裂出血而于 1987 年 1 月 7 日住市立某医院，当晚行脾切除术及胃底静脉结扎术，术后每日上午 10 时左右，先觉背部怕冷，过 20~30 分钟即发热，体温逐渐上升至 39℃多，至晚汗出热退。西医认为感染，先用抗生素治疗，每 3 日更换 1 种抗生素，至 2 月 5 日病情毫无缓解，其中合并西医支持疗法，如输液输血、输入白蛋白等，并用中药滋阴清热之剂，体温始终不见下降，遂请中医会诊。诊时除上述症状外，并有咳嗽痰不易出，色白量少，喉干胸闷，口渴欲冷饮但量不多，食后稍胀，体温下降时虽有汗出，但汗出至胸，不能下达至脚，口黏，小便黄，苔白稍厚，舌红，脉弦数，两寸俱浮。诊断：肺疟，投以杏仁汤加味：杏仁 10g，黄芩 10g，连翘 10g，白蔻仁 6g，滑石 15g，冬桑叶 10g，射干 10g，郁金 10g，白通草 3g，鲜梨 1 枝（连皮切），3 剂，每日 1 剂。

二诊（1987 年 2 月 8 日）：药后怕冷除，体温下降至 37.8℃，咳嗽减轻，时闷除，唇仍干燥，口渴稍减，口稍黏，苔白稍厚，脉弦稍数，寸稍旺，仍用上方去射干、郁金、枇杷叶，3 剂，每日 1 剂。

随诊：连诊几次均同上方不变，至 2 月 17 日，体温降至 37.4℃，口黏已除，唇齿干燥亦消失，小便转为淡黄，乃转用青蒿鳖甲汤，热全退清。

2. 尿路感染发热（伍炳彩医案）

罗某，女，38 岁，初诊：1974 年 5 月 24 日。既往有尿路感染病史，每逢劳累或食辛辣之物过多而发。曾在某附院注射庆大霉素并内服抗生素等治疗，体温不见下降，尿路刺激症状亦未明显缓解。现症见：尿频、尿急、尿痛，尿时灼热，并伴先寒后热，汗出热退，腰痛等症，体温高达 41℃。尚有咳嗽，喉干欲饮，切其脉弦数两寸浮，遂投杏仁汤原方加柴胡、秦艽各 10g，一剂寒热顿挫，两剂寒热消失，尿频尿急等症明显缓解。后去柴胡、秦艽，连服 10 余剂，诸症全消，化验正常而停药。

杏仁滑石汤

【条文】

暑温伏暑，三焦均受，舌灰白，胸痞闷，潮热呕恶，烦渴自利，汗出溺短者，杏仁滑石汤主之。（《温病条辨》中焦 42）

【组成】

杏仁（三钱），滑石（三钱），黄芩（二钱），桔红（一钱五分），黄连（一钱），郁金（二钱），通草（一钱），厚朴（二钱），半夏（三钱）。

【使用指征】

（1）胸脘痞闷，潮热，呕恶，心烦，口渴，汗出。

（2）小便黄少，大便溏泄。

（3）舌象：舌苔色灰白，或舌红苔黄腻。

（4）脉：濡数。

【禁忌】

脾胃虚寒者慎用。

【适用疾病】

杏仁滑石汤用于治疗重症肺炎；小儿手足口病[904]；急性冠脉综合征[905]；慢性肾衰竭并痰热壅肺证[906]；顽固性呕吐[907]；小儿湿热泄泻[908]；小儿脾胃湿热型厌食症等疾病。

【现代药理研究】

杏仁滑石汤具有提升重症肺炎患者肺功能，减轻炎症反应[909]；具有抗幽门螺杆菌感染，促进胃肠道蠕动，调节患儿胃肠道激素紊乱及肠道菌群失衡[910]；通过抑制脂肪生成、代谢，调节炎症反应，血管重塑等发挥调节血脂作用，预防 AS、糖尿病、冠心病等与高脂血症相关慢性疾病的发生[911]。

【医案举隅】

1.肾病综合征（许家松医案）

曲某，男，22 岁。初诊：2001 年 3 月 30 日。主诉：下肢水肿反复发作 20 个月，发热、咽痛反复发作近 1 个月。患者于 1999 年 8 月冷水浴后出现咽痛、下肢水肿，在当地医院查尿蛋白（++++）。经住院治疗静脉点滴泼尼松 60mg，维生素 C、先锋必等药 10 天后，肿消，尿转阴。9 月底后开始反复发作，尿蛋白（++）。1999 年 12 月 21 日协和医院肾穿示：微小病变肾病，肾病综合征。曾用泼尼松、雷公藤、环磷酰胺等，近 1 个月以来反复感冒，发热、咽痛。现症见：口干苦，渴欲饮水，体温正常，咽不痛，身痛，乏力，基本无汗，纳差，轻度恶心，尿量 500mL/24h，色黄。患者呈急性病面容，精神不振，满月面，颜面、后背、胸部可见较为密集的痤疮，腹部可见妊娠纹，全身高度水肿，下肢按之如泥，口唇干燥皲揭。舌质红绛，舌苔黄厚腻，脉沉濡。查：尿蛋白（++++）、ERY（++++），镜检：红细胞 1~2/HP、白细胞 1~2/HP。病属湿热弥漫三焦。治以宣气、化湿、清热。方用杏仁滑石汤加味。处方：杏仁10g，滑石30g，薏苡仁30g，炒黄芩10g，黄连6g，厚朴6g，法半夏10g，通草3g，生石膏20g，郁金10g，橘红10g，白蔻仁6g，西洋参1g（单服竹叶10g），9剂，水煎服，每日1剂。

二诊（2001年4月9日）：上方服2剂后，肿减，纳增，精神好转，身不痛，恶心、胸闷明显减轻，便干好转，可侧卧，口仍苦，唇略干。尿量增至4000mL/24h。舌质稍黯红，舌苔薄白，脉左细弦，右沉细。上方加生地黄12g，牡丹皮10g，西洋参改2g（单包），10剂。

2. 胃痛（杨百茀医案）

曹某，女，46岁。初诊：1991年9月15日。主诉及病史：胃脘及背部相互掣痛一周，日渐加重，伴周身困痛不适、背心发冷。不思饮食，嗳气频作，痛甚则呕，大便3日未行。诊查：形体肥胖，语声重浊，呃声响亮。舌暗苔白厚，脉沉细。辨证：病乃气机紊乱、寒湿内阻、痹阻阳气所致。治法：行气散寒，化湿通阳。处方：柴胡10g，白芍15g，枳实10g，甘草6g，法半夏10g，香附10g，高良姜10g，青皮10g，陈皮10g，茯苓10g，4剂。

二诊（1991年11月19日）：服上方药后诸症明显减轻，但仍感背部发冷，心下痞胀，纳谷不香，小便黄，大便稀溏且每日二行。舌淡红苔黄腻，脉沉细。气机温通而湿邪未尽，且有化热趋势。治宜清热祛湿、开痞通阳，方拟杏仁滑石汤加味。处方：杏仁10g，滑石15g，通草6g，厚朴 10g，黄芩 10g，黄连 6g，郁金 10g，陈皮 10g，法半夏 10g，枳壳 10g，香附 10g，白蔻仁 6g。服上方 4 剂后，诸症痊愈。

宣白承气汤

【条文】

阳明温病，下之不通，其证有五：应下失下，正虚不能运药，不运药者死，新加黄龙汤主之。喘促不宁，痰涎壅滞，右寸实大，肺气不降者，宣白承气汤主之。左尺牢坚，小便赤痛，时烦渴甚，导赤承气汤主之。邪闭心包，神昏舌短，内窍不通，饮不解渴者，牛黄承气汤主之。津液不足，无水舟停者，间服增液，再不下者，增液承气汤主之。（《温病条辨》中焦 17）

【组成】

生石膏（五钱），生大黄（三钱），杏仁粉（二钱），栝蒌皮（一钱五分）。

【使用指征】

（1）身热，腹满痛，呼吸时喉间有痰鸣声，喘促不宁，大便秘结。

（2）舌象：苔黄腻，或黄滑。

（3）脉：沉滑数，右寸实大。

【禁忌】

脾虚便溏者慎用。

【适用疾病】

宣白承气汤用于治疗2型糖尿病；各种肺炎如：新冠肺炎、重型新冠肺炎[912]；支原体肺炎[913]；小儿麻疹[914]；肺癌化疗术后[915]；重症急性胰腺炎[916]等疾病。

【现代药理研究】

宣白承气汤能通过抑制炎症细胞分泌，降低炎性因子水平，调节相关通路蛋白表达抑制其相应炎症反应，调节免疫能力减轻炎症损伤，调节肠道菌群，修复肠道损伤黏膜等途径来缓解肺部和肠道炎症[917]；显著抑制2型糖尿病患者黎明现象，减少日间血糖波动[918]；抗氧化、抗肿瘤、抗病毒、抗凝[919]等作用。

【医案举隅】

1. 腹泻（曾庆明医案）

单某某，男，39岁。1998年春节旅途劳顿，患大叶性肺炎住院，血常规WBC正常高值，中性80%；用抗生素3天，体温仍38℃，不恶寒，手足发烫，咽痛气粗，口渴明显，饮水甚多，饮不解渴，心烦有汗，咳嗽仍频，胸闷，痰黄难咯，脐腹作痛，大便日七八行，为黄黑水色样大便，大便后腹痛不减，查大便常规正常；查体：腹软，全腹部无压痛、反跳痛；肠鸣音活跃；排除外科疾病；舌暗红、苔黄厚干燥不腻，脉弦滑数有力。此阳明肠腑有形热实壅滞、无形气热熏蒸上咳下利之证，当既泻下有形之腑实又清化无形之气热，取宣白承气汤加减：生大黄10g（后下），厚朴20g，枳实10g，玄明粉10g（冲服），生石膏45g（先煎），知母 10g，瓜蒌壳 30g，杏仁 10g（打），山药 15g，炙甘草 20g，银花藤 30g，2 剂，只煎 1 次，分 3 次温服。

二诊：得大便畅泻 3 次，先为大量黄色水样便，奇臭无比，次为清稀样水便，末次为少许软便，晨起体温 36.7℃，随之咳减痰清，口渴止，胸闷和腹痛去，舌暗苔黄，脉弦滑；原方去玄明粉；减厚朴为 15g；减山药为 10g；加太子参 15g；3 剂水煎服。每天 1 剂。

三诊：神振，索食，大便正常，每日一行，仍稍咽痒或气逆则咳嗽，痰白黏量少，人感疲劳，舌暗苔薄黄，脉弦滑。此肺热未清、气阴两虚夹痰夹风之证，予竹叶石膏汤合麻杏甘石汤加减，出院善后：生石膏 30g（先煎），竹叶 10g，法半夏 10g，麦门冬 20g，炙甘草 10g，党参 15g，桑叶 20g，炙麻黄 5g，杏仁 10g（打），枇杷叶 10g，鱼腥草 30g（后下），大枣 5 枚。6 剂而安。

2. 咳嗽（刘渡舟医案）

周某，女，57 岁。初诊：1989 年 9 月 6 日。咳嗽 20 余日，痰多而黏稠，汗出微喘。患者平素大便偏干，四五日一行。今者咳甚之时，反见大便失禁自遗。问小溲则称频数而黄。舌红、苔滑、脉来滑数。证属热邪犯肺，肺与大肠相表里，下联于肠，迫其津液，使其传导失司，则见失禁之象。治以清热宣肺止咳为要。处方：麻黄 5g，杏仁 10g，炙甘草 6g，生石膏 30g，芦根 30g，葶苈子 10g，枇杷叶 15g，竹茹 15g，薏苡仁 30g。

二诊：服药 7 剂，咳嗽之症大减，遗矢之症已愈，口又见干渴，大便转为秘结。乃与宣白承气汤：生石膏20g，杏仁10g，栝蒌皮12g，大黄2g，葶苈子10g，天花粉10g，枇杷叶10g，浙贝母10g。3剂而病愈。

宣痹汤

【条文】

太阴湿温，气分痹郁而哕者（俗名为呃），宣痹汤主之。（《温病条辨》上焦46）

【组成】

枇杷叶（二钱），郁金（一钱五分），射干（一钱），白通草（一钱），香豆豉（一钱五分）。

【使用指征】

（1）咳嗽，咽干微痛，或咽喉有灼热感，或咽喉有梗塞感，喜"清嗓子"，或觉咽喉有痰，咯痰不爽，偶咯出白而黏稠痰。

（2）胸闷不舒，胸痛，呃逆频频，或反酸。

（3）舌象：舌红，苔薄黄白相间而腻者。

（4）脉：寸脉浮滑。

【禁忌】

外感病者应斟酌使用。

【适用疾病】

宣痹汤用于治疗痛风性关节炎；类风湿关节炎[920]；膝关节骨性关节炎[921]；IgA肾病；咳嗽[922]；肺炎[923]；腰

椎间盘突出症 [924]；干燥综合征 [925] 等疾病。

【现代药理研究】

宣痹汤具有能够明显改善关节功能，具有较强的抗炎作用，降低血尿酸水平 [926]；减轻患者晨僵、关节肿胀、免疫球蛋白水平及疼痛 [927][928]；还能调节免疫功能，影响 IgA 免疫复合物的生成、代谢、转归、排泄，从而减少免疫复合物在肾脏中的沉积，同时改善血尿、蛋白尿，减轻肾脏病理学改变，降低 SCr、BUN[929] 等作用。

【医案举隅】

1. 胸闷（王秀莲医案）

魏某，女，72 岁。初诊：2014 年 3 月 17 日。患者 2 个月前因感冒接受阿奇霉素、左氧氟沙星等输液治疗后出现咽堵胸闷，曾服金银花分散片、清喉利咽胶囊、吉诺通、沐舒坦等药，未见好转。现自觉胸闷，咽堵，痰多色白难咯出。平素胃胀怕冷，纳少，不敢进食肉类，寐欠安，小便可，便秘。诊查：舌红、苔白略厚，脉弦滑。辨证：痰湿郁阻上焦气机。治法：宣肺开郁化痰。方拟上焦宣痹汤加减，处方：郁金 10g，枇杷叶 15g，豆豉 10g，通草 6g，桔梗 10g，甘草 6g，瓜蒌皮 15g，橘红 20g，丹参 20g，砂仁 6g，党参 20g，麦门冬 20g。4 剂，水煎服，每日 1 剂，饭后温服。

二诊（2014 年 3 月 21 日）：药后胸闷减轻，痰量减少较易咯出，寐较前安。现仍觉咽堵，有痰，胃胀，纳寐可，二便调。诊查：舌红、苔白略厚，脉沉弦。上方加佛手15g、香橼15g。继服4剂而愈。

随访：服药9个月后，病无反复。

2. 甲状腺结节（吴深涛医案）

患者女性，47岁，初诊：2020年9月28日。患者8月11日体检甲状腺B超示：甲状腺呈弥漫性肿大，双侧结节5.8mm×3.8mm，回声欠均匀。甲状腺功能5项正常，甲状腺球蛋白抗体（Tg-Ab）、甲状腺过氧化物酶抗体（TPO-Ab）均大于1000U/mL，就诊于天津市某三甲医院诊断为桥本氏甲状腺炎、甲状腺结节，嘱其定期复查。现患者咽部有异物感，颈前闷胀，说话时加重。口干口渴，服冷饮咽部觉清爽，晨起口苦，纳尚可。咽后壁可见淋巴滤泡。舌紫暗，苔白浊而干，脉弦细。方予上焦宣痹汤合玄麦甘桔饮加减：蜜枇杷叶20g，郁金15g，射干、通草、淡豆豉各10g，玄参、麦门冬各20g，甘草10g，桔梗12g，肉桂6g，柴胡、黄芩各15g。

二诊（2020年10月12日）：补述既往排便质黏，每日2~3次，肠鸣较多。服上药后大便成形质软，每日1~2行，肠鸣亦较前减少。咽部异物感较前减轻，颈部胀闷基本消失。口渴减轻，唯睡眠做梦较多。上方去甘草，加首乌藤35g，石菖蒲15g，远志10g，继服14剂。

宣清导浊汤

【条文】

湿温久羁，三焦弥漫，神昏窍阻，少腹硬满，大便不下，宣清导浊汤主之。（《温病条辨》下焦55）

【组成】

猪苓（五钱），茯苓（六钱），寒水石（六钱），晚蚕沙（四钱），皂荚子（去皮，三钱）。

【使用指征】

（1）身热不扬，头昏胀如裹，甚则神志轻度昏迷，少腹硬满，但痛而不甚。

（2）脘痞，呕恶。

（3）大便不通，小便赤少。

（4）舌象：舌苔浊腻。

（5）脉：实或濡。

【禁忌】

避免服用辛辣、生冷、油腻食物。

【适用疾病】

宣清导浊汤用于治疗慢性肾衰竭[930]；功能性便秘[931]等作用。

【现代药理研究】

宣清导浊汤具有改善慢性肾衰竭高凝状态，增加肾间质血流量，改善肾小球毛细血管血液流变学，提高肾小球滤过率,并可减轻氮质潴留,减轻蛋白尿,延缓肾功进展[932];可调节肠道神经系统、调节肠道菌群、促进胃肠道平滑肌蠕动[933];抗菌消炎作用,通过降低机体炎症因子表达水平、提高毒素清除率,改善慢性肾衰患者症状[934]等。

【医案举隅】

1. 湿温发热(李鳌才医案)

许某某,30岁,初诊:1997年6月23日。患者2个月前下乡淋雨感湿。翌日全身困倦,不欲饮食,发热,体温在38℃左右波动,肌内注射青霉素钠、复方奎宁,服中药银翘散、藿朴夏苓汤等,未效。刻诊:体温38.2℃,微恶寒,四肢乏力,口涎胶黏,不欲食,面色萎黄,大便不畅,小便短涩,舌质淡红、苔白腻,脉弦滑。中医诊断为湿温,证属湿浊内蕴胃肠。治宜清热化湿,升清降浊。方用宣清导浊汤加味:蚕沙12g,泽兰12g,茯苓20g,猪苓15g,皂荚子10g,佩兰10g,青蒿12g,薏苡仁30g(炒),寒水石30g。每日1剂,水煎服。

二诊(1997年6月26日):2剂热退,二便通调。上方去泽兰,继服2剂,诸症消失。

2. 鼓胀(李鳌才医案)

陈某,男,12岁,学生。初诊:1997年3月20日。患者半月前因暴食花生、豆芽,后出现腹部膨满、疼痛,大便不畅。胃肠钡餐检查无异常,查血常规WBC 13.0×10⁹/L。曾静滴庆大霉素,合霉素及口服西药土霉素、四环素、中药保和丸、枳术导滞汤、大承气汤等未见好转,现证：腹部鼓胀，硬实压痛，面色苍白、轻度水肿，形体消瘦，不欲饮食，二便不畅，舌质淡红、苔白滑且腻，两尺脉沉弦而滑。诊为鼓胀，证属肠道气滞湿阻，治宜升清降浊。方用宣清导浊汤加减：皂荚子、萆薢各 10g，寒水石 30g，薏苡仁、茯苓各 20g，猪苓 15g，蚕沙 12g。连服 2 剂，泻下大量黏便，腹鼓胀减半，继服 2 剂，续泻黏臭便 2 次，余症悉除，后改用香砂六君子汤善后。

Y

一加减正气散

【条文】

三焦湿郁，升降失司，脘连腹胀，大便不爽，一加减正气散主之。（《温病条辨》中焦 58）

【组成】

藿香梗（二钱），厚朴（二钱），杏仁（二钱），茯苓皮（二钱），广陈皮（一钱），神曲（一钱五分），麦芽（一钱五分），绵茵陈（二钱），大腹皮（一钱）。

【使用指征】

（1）身热不扬，脘腹胀满，纳呆呕恶，大便溏滞不爽。

（2）舌象：苔白腻。

（3）脉：濡。

【禁忌】

阴虚火旺者、邪实便秘者禁用。

【适用疾病】

一加减正气散用于治疗新冠肺炎[935]；便秘[936]等疾病。

【医案举隅】

便秘（郭建生医案）

潘某，女，46岁，初诊：2010年2月21日。反复便秘已5年余，平时大多数情况5~7天大便1次，且需服用黄连上清丸等药方能解出，所排大便先硬后细软，有时呈渣泽样，多不成形，且有解不尽感，经常腹胀。上月做直肠镜检查，未发现明显器质性病理改变。现诊：大便已1周未解，有便意，欲大便不得解，腹胀，脘腹不痛，口黏稍干，无烦热，食欲尚可，因腹胀饮食控制，小便正常，经带无异，舌质淡，苔白腻、微黄，脉沉细。诊断为湿秘，治从祛湿、下气、通滞，予一加减正气散化裁治疗。处方：藿香、厚朴、陈皮、苦杏仁、神曲、麦芽、枳实、薤白各10g，茯苓、茵陈、莱菔子各15g，大腹皮6g，生大黄（后下）3g。水煎服，每天1剂。

二诊（2010年2月28日）：患者诉腹胀明显减轻，服药至第2天即排出少量大便，先头部分偏硬，但后部分细软，其后几天已能每天排便1次，惟量较少，便质软，基本成形。继用上方加减治疗，经治1月后大便已恢复正常，无明显不适，随访半年，便秘未再复发。

一甲复脉汤

【条文】

下焦温病,但大便溏者,即与一甲复脉汤。(《温病条辨》下焦10)

【组成】

炙甘草(六钱),干地黄(六钱),生白芍(六钱),麦门冬(不去心,五钱),阿胶(三钱),牡蛎(一两)。

【使用指征】

(1)面赤身热,手足心热,口舌干燥,神疲乏力,大便溏泄。

(2)舌象:舌质鲜红。

(3)脉:虚大。

【禁忌】

湿热者不宜使用。

【适用疾病】

一甲复脉汤用于治疗腹痛;耳聋;甲状腺功能亢进症[937]等疾病。

【医案举隅】

耳聋(余策群医案)

卢某,女,70岁,农妇,1990年4月就诊。初患感冒高热,经治热退,但耳聋耳鸣半个月余,耳内、脑内气塞感,伴头晕,口干,便秘,舌红少苔,脉细数无力。证属热烁阴液，肾水不能上承，治以甘寒养阴，一甲复脉汤化裁。处方：麦门冬 15g，生地黄 15g，白芍 15g，阿胶 10g，生牡蛎 20g，甘草 10g，山药 15g，女贞子 20g，牡蛎 15g。2 剂。二诊：耳聋证减，守方继服 7 剂诸症愈。

一甲煎

【条文】

下后大便溏甚，周十二时三四行，脉仍数者，未可与复脉汤，一甲煎主之；服一二日，大便不溏者，可与一甲复脉汤。（《温病条辨》下焦 9）

【组成】

生牡蛎二两。

【使用指征】

（1）头晕耳聋，口干舌燥，渴而不欲饮，手足心热、甚于手足背，大便溏甚，一日三四次。

（2）舌象：舌红少津或少苔，甚如镜面舌。

（3）脉：数。

【禁忌】

本方属于下后真阴耗损而兼有便溏，故证属虚寒兼有便溏者不宜使用。

【适用疾病】

一甲煎用于治疗腹泻、亡阴证等疾病。

【医案举隅】

亡阴证（双安安病案）

某妪，年逾七旬，夏月伤暑，发热，便泻日20行，经用多种抗生素及补液治疗不效，而改服中药。首用芍药汤、左金丸、四君子汤多方，数更其医，终不见效。用"芍药汤"则便泻反剧，用"四君子汤"则烦躁不安，病家延我诊治，视其头汗不止，形体枯槁，舌光如镜，便泻日十余行，泻物少而稠，腥而不臭，余无所苦，脉小细数。此阴伤而下焦不固也，若用苦寒，则有化燥之势。而用阴柔，则阴为泻用。但用温补，必助其热。唯塞流固津乃当务之急。吾仿吴氏一甲煎法，令以生牡蛎120g煎服，翌日。病家喜来相告："吾母重病月余，所用药需用箩装，而病反剧，炭炭待毙，且寿木已备，今用药只五分钱，便泻即止，真菩萨也！"后嘱以麋粥自养而痊愈。

益胃汤

【条文】

阳明温病，下后汗出，当复其阴，益胃汤主之。（《温病条辨》中焦12）

【组成】

沙参（三钱），麦门冬（五钱），冰糖（一钱），细生地（五钱），玉竹（炒香，一钱五分）。

【使用指征】

（1）胃脘隐隐灼痛，不饥不食或饥不欲食，口咽干燥，或不喜肥甘，大便干燥。

（2）舌象：舌绛或舌红少津，少苔或苔薄。

（3）脉：细数或弦细而无力。

【禁用】

胃胀、烧心、反酸者不宜使用。

【适用疾病】

益胃汤用于治疗原发性干燥综合征疲劳症状[938]；Hp感染伴功能性消化不良患儿[939]；子宫内膜异位症[940]；早发性卵巢功能不全[941]；小儿厌食症[942]；Hp阳性消化性溃疡[943]；胃痛[944]；2型糖尿病胃轻瘫[945]；慢性唇炎[946]；淋证[947]等疾病。

【现代药理研究】

益胃汤具有抗炎、保肝和利胆作用[948]；可以抑制中枢神经系统并产生镇痛和镇静作用，在一定程度上可以减轻患者的不适症状，促进胃黏膜前列腺素的合成，改善局部微循环并增强胃黏膜屏障功能[949]；益胃汤增强胃黏膜屏障的防御功能；增加胃黏膜血流量，调节胃肠激素水平，改善肠胃蠕动和胆囊收缩等机制，改善胃黏膜的抗氧化活性[950]，减少脂质过氧化作用和增加 PGE2 的表达，PGE2可帮助黏膜清除氧自由基及脂质过氧化物，减轻细胞脂质过氧化，加强胃黏膜的局部防御机制。在溃疡的愈合过程中，EGF 的表达逐渐增加，示 EGF 的表达水平与溃疡的发生和愈合有关，而 EGF 可以抑制胃酸的分泌，促进上皮细胞的增殖并修复受损的胃黏膜 [951]；抗幽门螺旋杆菌和促进胃黏膜修复 [952]；通过改善中枢神经递质功能紊乱的状态，调节神经内分泌功能，进而延缓生殖轴衰老 [953][954] 等作用。

【医案举隅】

慢性萎缩性胃炎（周立清医案）

患者，男，49 岁，驾驶员。初诊：2004 年 3 月 18 日。患者自诉胃脘胀闷疼痛反复发作 5 年，加重 7 天。诊见：胃脘胀痛，食后更甚，嗳气频频，恶心吞酸，口苦口干，伴有乏力，大便不畅，舌质淡边红有齿印及瘀斑、少苔，脉弦细。经胃镜检查提示；慢性萎缩性胃炎（中度）伴有糜烂。证属胃阴亏虚，兼气滞血瘀。治宜理气养阴，活血止痛。方用益胃汤加味，北沙参 15g，麦门冬 15g，生地黄 20g，玉竹 12g，当归 12g，生白芍 10g，佛手片 10g，仙鹤草 10g，八月札 10g，三七参 5g，生甘草 6g。每日 1 剂，早晚饭前温服，连服 15 剂。

二诊（2004 年 4 月 2 日）：仍感乏力，上方加太子参 15g，生黄芪 25g，再服 15 剂，诸症基本消失。嘱其继服 1 个月以巩固疗效。随访 1 年未见复发。

一物瓜蒂汤

【条文】

《金匮》谓太阳中暍，身热疼痛而脉微弱，此为夏月

伤冷水，水行皮中所致也，一物瓜蒂汤主之。（《温病条辨》上焦48）

【组成】

瓜蒂二十个。

【使用指征】

（1）发热，汗出不畅，周身疼痛，身重不能转侧，四肢水肿。

（2）舌象：舌质淡暗，苔白滑腻。

（3）脉：微弱。

【禁忌】

体虚、失血及上部无实邪者忌用。

【适用疾病】

一物瓜蒂汤用于治疗中暑[955]；抑郁症[956]等疾病。

【医案举隅】

小儿哮喘（《中医传薪录——华夏中医拾珍》第二辑医案）

信州老兵有一女，3岁，吃盐虾太多得哮喘病，严重到不能饮食的程度，但因家贫没有找医生诊治。有一道士路过他家，看小孩子喘得厉害，就告诉他一个方法：甜瓜蒂七枚，研为细粉。用半茶杯冷水调；沉淀后取上面的澄清液，一小口二小口地给孩子喝。按照这个方法，孩子一喝这药水就开始吐出胶黏的痰，随饮随吐，胸次渐宽，哮喘也慢慢平息。过几天，又有小的发作，再用前法喘平。后反复几次，如法施治，喘不再作，此病根除。

原按：《黄帝内经》：在上者因而越之。胶痰阻塞气道而喘作，用瓜蒂涌吐，痰除而气畅，邪去而正安，则病愈。吐为八法之一，现虽少用，然不可失。

薏苡竹叶散

【条文】

湿郁经脉，身热身痛，汗多自利，胸腹白疹，内外合邪，纯辛走表，纯苦清热，皆在所忌，辛凉淡法，薏苡竹叶散主之。（《温病条辨》中焦66）

【组成】

薏苡仁（五钱），竹叶（三钱），飞滑石（五钱），白蔻仁（一钱五分），连翘（三钱），茯苓块（五钱），白通草（一钱五分）。

【使用指征】

（1）发热，肢体痛，汗多，胸腹部发白疹。

（2）胸闷脘痞，呕恶，表情淡漠。

（3）小便短少，大便稀溏。

（4）舌象：舌苔白腻，或黄白相间而腻。

（5）脉：滑或濡。

【禁忌】

寒湿者慎用。

【适用疾病】

薏苡竹叶散用于治疗手足口病[957]；**蛇串疮**[958]；肾盂

肾炎、胃脘痛[959]；风疹（荨麻疹）、皮肤一般性湿疹、扁平疣，服用西药或者食鱼虾等所造成的过敏性皮疹和水肿，妇女的面部黄褐斑等[960]疾病。

【现代药理研究】

薏苡竹叶散具有清热排脓，且有镇痛抗炎作用；能明显拮抗组胺、慢反应物质，具有抗变态反应以及抗微生物的作用，组方里连翘、黄柏对各种细菌有抑制作用，黄柏还有抗病原微生物及抗溃疡作用[961]。

【医案举隅】

湿疹（贾志新医案）

刘某，男，21岁。初诊：2012年7月17日。主诉：双下肢皮疹数日，症见双下肢散在红色丘疹，患者自我感觉有明显的瘙痒感，且每于夏季发作，曾用葡萄糖酸钙有效。纳可、夜寐流涎、大便每日1~2次、疲倦、舌淡苔白、脉弦，诊断为湿疹（湿热蕴表、血虚夹风），治宜清热利湿、养血祛风止痒。方药：生薏苡仁30g，竹叶12g，苦参15g，白鲜皮12g，白芷15g，追地风15g，浮萍30g，牛蒡子15g，当归15g，独活15g。7剂每日1剂，水煎服400mL，分2次早晚空腹服。

二诊（2012年7月23日）：湿疹已退，有少许色素沉着。原方加连翘15g，7剂前法继服，巩固疗效，随访未再复发。

茵陈白芷汤

【条文】

酒客久痢，饮食不减，茵陈白芷汤主之。(《温病条辨》下焦63)

【组成】

绵茵陈，白芷，北秦皮，茯苓皮，黄柏，藿香。

【使用指征】

(1)腹痛，里急后重，便下赤白，饮食如常。

(2)舌象：舌苔黄腻。

(3)脉：濡数。

【禁忌】

服药期间忌服生冷、辛辣、肥甘厚味等食物。

【适用疾病】

茵陈白芷汤用于治疗慢性结肠炎、慢性肠炎[962]；湿热带下、淋证，滑胎[963]等疾病。

【医案举隅】

腹泻（孔光一医案）

患者，男，26岁。2009年6月23日初诊。主诉：腹泻多年，伴小腹痛两个月余。现病史：患者由于工作关系，时常出外公干，交际应酬，烟酒不断，终日大便稀溏，日行数次，近2个月腹泻加重，伴小腹隐痛、里急后重，故前来就诊。现症：小腹隐痛，便稀后重，纳食正常，尿黄短，口渴引饮，左脉弦数，舌淡，苔白腻。诊断为泄泻，证属内有停饮、困迫大肠，治宜升清阳、利湿热、止痛泻。处方：白芷 10g，茵陈 10g，葛根 15g，藿香 10g，秦皮 10g，黄连 5g，黄芩 10g，茯苓 15g，车前子 10g（包），白术 10g，炒山楂 15g，陈皮 6g，木香 5g，炒白芍 10g，甘草 5g。7 剂，每日 1 剂水煎，分两次口服。嘱患者戒烟酒，忌生冷、肥甘厚味。

二诊：腹痛减，偶肠鸣腹胀，便稀日行 2 次，后重感减轻，尿稍畅、黄减，渴饮减，纳佳，脉弦，舌淡，苔薄。上方加厚朴 10g，续服 10 剂。

三诊：腹胀痛除，便稀日行 1 次，渴饮止，但小便偶发黄，舌淡，苔薄白，脉微弦。上方白术增至 15g，去炒山楂，加黄柏 15g。续服 10 剂。

四诊：大便成形，每天 1 行，腹痛未犯，尿畅不黄，口中和，舌淡红，苔薄白。上方去黄柏，加党参 5g、麦门冬 15g。再服 10 剂。

茵陈蒿汤

【条文】

阳明温病，无汗，或但头汗出，身无汗，渴欲饮水，腹满舌燥黄，小便不利者，必发黄，茵陈蒿汤主之。(《温病条辨》中焦 28）

【组成】

茵陈蒿（六钱），栀子（三钱），生大黄（三钱）。

【使用指征】

（1）一身面目俱黄，黄色鲜明，发热，无汗或头汗出而周身无汗，渴欲饮水。

（2）腹部胀满，或恶心呕吐。

（3）小便不利，大便不爽或秘结。

（4）舌象：舌红苔黄腻，或苔黄而干燥。

（5）脉：沉数或滑数有力。

【禁忌】

脾胃虚寒、便溏者慎用。

【适用疾病】

茵陈蒿汤用于治疗痤疮；乙型病毒肝炎[964]；非酒精性脂肪性肝病[965]；高胆红素血症[966]；肝癌[967]；急性黄疸型肝炎[968]；淤胆型肝炎[969]；哮喘[970]；反复呼吸道感染[971]；高脂血症[972]；糖尿病[973]等疾病。

【现代药理研究】

茵陈蒿汤具有保肝作用（可显著降低患者总胆红素、间接胆红素、谷丙转氨酶和谷草转氨酶等肝功能指标，和降低肝细胞炎症水平的作用）、利胆、抗感染、调节免疫等[974]；逆转脂肪变性，抗病毒[975]；抑制 HSC 活化来发挥抗纤维化作用[976]；通过调控 PI3K-Akt 信号通路发挥抗癌作用[977]；抗胆汁淤积作用[978]；调节胆红素胆汁酸代谢、降脂降糖、抗氧化、抑制肝星状细胞增殖和活化、抑制肝细胞凋亡、调节肠道菌群[979]；还具有保护胰腺组织、镇痛、抗肿瘤[980]等作用。

【医案举隅】

1.痤疮（周丹医案）

李某，男，18岁。初诊：1989年10月14日。颜面起粉刺反复发作2年。2年前颜面开始起小疹子，用手挤压可挤出豆渣样物，此起彼伏，反复发作。月来皮疹增多，并起脓疱及囊肿，经内服四环素外搽水硫洗剂而罔效，伴口渴、尿少、便秘。查颜面见群集黑头粉刺，粟米大红色丘疹，散在小脓疱，黄豆大小囊肿。舌质红，苔黄腻，脉濡数。诊为痤疮。治以清热利湿，投茵陈蒿汤：茵陈60g，栀子9g，大黄9g。每日内服剂；并用颠倒散（硫黄、大黄等分为末）酒调外搽。

二诊：皮疹消退，二便通畅，守原方去大黄，加枇杷叶9g，桑白皮9g，续服10剂。

三诊：未见新起的皮疹，基本痊愈，嘱患者常用茵陈泡茶内服，以资巩固。

2.肠痈（杨志一医案）

王某，男，21岁。初诊：1991年5月6日。5日赴宴，嗜食肥甘，饮酒过度。今日上午，突感上腹胀痛，接着右下腹疼痛，并伴阵发性发热，恶心、呕吐。直肠指检，右侧触痛。大便干结，小便不爽，舌苔黄而厚腻，脉弦数。证属湿热内蕴，气滞血瘀。治以清热利湿，理气活血为主。药用茵陈蒿汤加减：茵陈、败酱草、蒲公英各30g，生大黄、牡丹皮、金银花各 15g，山栀子、枳实各 10g。3 剂水煎服，嘱其开始 1 天 2 剂，第 2 天服 1 剂，2 日后二便通畅，腹痛消失，再以调养康复。

银翘马勃散

【条文】

湿温喉阻咽痛，银翘马勃散主之。（《温病条辨》上焦 45）

【组成】

连翘（一两），牛蒡子（六钱），金银花（五钱），射干（三钱），马勃（二钱）。

【使用指征】

（1）咽喉部红肿疼痛，吞咽不利，有阻塞感。

（2）小便色黄，大便干结。

（3）舌象：舌红少苔。

（4）脉：数或寸关脉浮。

【禁忌】

（1）本证不是"梅核气"，且病因为风湿热邪，故禁用药性偏温燥的半夏厚朴汤，否则服之可助热化火导致咽喉肿烂。

（2）除素体阴虚，本证禁用滋阴养阴药治疗，否则湿邪更加缠绵，咽阻更加难以根除。

【适用疾病】

银翘马勃散用于治疗喉源性咳嗽、急性病毒性咽炎、急性扁桃体炎[981]、慢性咽炎[982]、疱疹性咽峡炎[983]、咳嗽变异性哮喘[984]；手足口病[985]；尿血[986]；抽动症[987]；特发性血小板减少性紫癜[988]；流行性乙型脑炎[989]等疾病。

【现代药理研究】

银翘马勃散具有明显改善出现的咽后壁滤泡增生、充血体征，抗氧化、抗炎、抗血栓等作用，同时还具有多靶标协同的特点[990]；利咽、镇痛、解热、免疫调节、抗病毒[991]等作用。

【医案举隅】

头痛（伍炳彩医案）

李某，女，58岁，退休。主诉：头痛3个月余。现症见：头痛，部位不固定，怕冷，身热，咳嗽，咽痒即咳，咽部有灼热感，咽干，声嘶哑，有痰，不易咳出，白黏痰，无鼻塞流涕，无胸闷心慌，口干时有口苦，饮食尚可，小便偏黄，有灼热感，大便不畅。睡眠欠佳。诊查：咽部可见充血。舌质红苔薄黄，舌干有裂纹，脉浮。予以银翘马勃散合止嗽散加减。具体方药：金银花10g，连翘10g，马勃10g（布包），牛蒡子5g，射干10g，百部10g，白前10g，生甘6g，陈皮10g，白鲜皮10g，地肤子10g，钩藤10g（后下），薄荷6g（后下），蝉蜕2g。服药7剂，后随访，头痛、咳嗽症状明显改善。

原按：不痛但阻甚者，加滑石六钱，桔梗五钱，苇根五钱。

喻氏清燥救肺汤

【条文】

诸气膹郁，诸痿喘呕之因于燥者，喻氏清燥救肺汤主之。（《温病条辨》上焦58）

【组成】

石膏（二钱五分），甘草（一钱），霜桑叶（三钱），人参（七分），杏仁泥（七分），胡麻仁（炒研，一钱），阿胶（八分），麦门冬（不去心，二钱），枇杷叶（去净毛，炙，六分）。

【使用指征】

（1）咳嗽少痰、或干咳，或咯血，咽干鼻燥，口渴，肌肤干燥，便秘。

（2）咳吐涎沫，喘逆上气。

（3）胸满胁痛，烦热，汗出，少气乏力，食少。

（4）舌象：舌红而干，少苔。

（5）脉：虚大而数。

【禁忌】

肺胃虚寒者慎用。

【适用疾病】

清燥救肺汤用于治疗单纯性皮肤瘙痒症、银屑病、湿疹[992]；耳鼻喉咽干燥[993]；肺炎支原体肺炎[994]等疾病。

【现代药理研究】

清燥救肺汤具有显著抑制肺癌细胞上皮生长因子受体EGFR，核转录因子NF-κB/细胞间黏附分子-1（ICAM-1）等信号通路，并通过降低肺癌细胞葡萄糖摄取速率，下调糖酵解关键限速酶活性，进而抑制肺癌细胞能量代谢，减少相关代谢产物生成，促进肺癌细胞凋亡，抑制其增殖、侵袭与转移等作用[995]。

【医案举隅】

白疕（刘艳红医案）

张某，男，12岁。初诊：2008年7月3日。患儿年初曾患水痘，经西药治愈后不久全身出现皮疹，多方治疗无效。症见：全身泛发性皮疹，斑片状，融合成片，浸润明显，色深红，皮温高，皮肤干燥无光泽，乏汗，大量银白色鳞屑，薄膜现象，瘙痒剧烈，可见抓痕。烦躁，纳可，眠欠安，二便调。舌红绛，苔白厚。中医诊断：白疕；西医诊断：银屑病。选方：黄连解毒汤合桃红四物汤加减。处方：黄连、黄柏、红花、川芎、炙甘草各6g，黄芩、炒栀子、桃仁、浮萍各9g，当归、赤芍、白芍、地肤子各12g，生地、白鲜皮各15g。7剂，每日1剂，每日3次水煎服。

二诊（2008年7月10日）：症状加重：全身皮疹鲜红，鳞屑减少，乏汗，皮肤干燥加重，皲裂，张口、睁眼不自如。近3天低热，体温37.4~37.8℃，夜间体温正常。大便质稀，日3行。舌红苔薄黄，白睛泛红。此诊更方为：清燥救肺汤加减。处方：生石膏、石斛、白蒺藜、紫草各30g，炙杷叶、玄参、牡丹皮、麦门冬各15g，桑叶12g，炒杏仁9g，生地黄18g，甘草6g。14剂，每日1剂，每日3次水煎服。

三诊（2008年7月24日）：症状减轻，周身皮疹色淡，脱屑减轻，皮肤绷紧感减轻，张口自如。恶风寒，发热，体温最高37.7℃。眠欠安，水样便，每日2行。舌红苔薄黄腻。上方加夏枯草15g，龙胆草6g，继服14剂。

四诊（2008年8月7日）：周身皮疹大大减轻，胸腹散在皮疹，色淡有光泽，无脱屑及色素沉着。体温复常，无烦躁。大便仍稀，每日2行。舌红苔白厚。守方继服数剂，病情向愈。

玉竹麦门冬汤

【条文】

燥伤胃阴，五汁饮主之，玉竹麦门冬汤亦主之。（《温病条辨》中焦100）

【组成】

玉竹（三钱），麦门冬（三钱），沙参（二钱），生甘草（一钱）。

【使用指征】

（1）面赤，腹满，口干舌燥，口渴思饮。

（2）尿少，便干。

（3）舌象：舌质红，光滑无苔。

（4）脉：细数。

【禁忌】

脾胃虚寒者慎用。

【适用疾病】

玉竹麦门冬汤用于治疗烦渴[996]等疾病。

【医案举隅】

躁郁症口干（谷植林医案）

黎某，女，36岁，1987年8月14日入院。患者1983年首次发病，曾住某医院，诊断精神分裂症。1987年4月10日第3次发病，主要表现兴奋话多，好管闲事，精力充沛。于1987年8月14日来笔者所在医院留医，诊断躁郁症。住院初期给予碳酸锂0.2g，日服8次，精神症状逐渐好转。当碳酸锂增至日量1.2g时，患者出现口干、烦渴、喜饮。有时夜间需起床饮水1~2次。患者舌质红，舌苔黄，脉数。中医诊断为胃燥热。治宜养阴润燥，清热生津。给予玉竹麦门冬汤加减（玉竹15g，麦门冬15g，沙参12g，葛根12g，天花粉12g）煎服，每日1剂，分2次服。用药3剂后口干明显减轻，饮水次数减少。用10剂后，口干、烦渴、喜饮等症状全部消失。当碳酸锂剂量继续增加到日量1.5g时，再未出现口干、烦渴、喜饮症状。

Z

增液汤

【条文】

阳明温病，无上焦证，数日不大便，当下之，若其人阴素虚，不可行承气者，增液汤主之。服增液汤已。周十二时观之，若大便不下者，合调胃承气汤微和之。(《温病条辨》中焦 11)

下后数日，热不退，或退不尽，口燥咽干，舌苔干黑，或金黄色，脉沉而有力者，护胃承气汤微和之；脉沉而弱者，增液汤主之。(《温病条辨》中焦 15)

【组成】

玄参 (一两)，麦门冬 (连心，八钱)，细生地 (八钱)。

【使用指征】

(1) 大便秘结，数日不下，伴形体消瘦，口燥咽干，唇焦。

(2) 低热不退，不饥不食。

(3) 舌象：舌红少苔，或舌绛红瘦。

(4) 脉：细数或沉弱。

【禁忌】

阳明实热、阳虚体寒者慎用。

【适用疾病】

增液汤可用于治疗 2 型糖尿病；便秘如：糖尿病导致便秘，老年功能性便秘等 [997]；男性不育症 [998]；慢性鼻炎、伴鼻息肉的慢性鼻窦炎致鼻塞多涕 [999]；干眼症 [1000]；干燥综合征 [1001]；口腔溃疡 [1002]；鼻衄 [1003]；慢性咽炎 [1004] 等疾病。

【现代药理研究】

增液汤具有抑制葡萄糖摄取、糖原合成，促进胰岛素分泌治疗 2 型糖尿病作用机制 [1005]；可通过恢复血糖稳态、减轻炎症反应、减轻胃肠神经损伤、调节胃肠激素、调节水通道蛋白（AQPs）的表达、抗氧化应激、兴奋肠道平滑肌等机制改善糖尿病便秘 [1006]；通过代谢通路、抗氧化、脂肪因子信号通路改善脂代谢紊乱 [1007] 等功能。

【医案举隅】

1. 便秘肠燥证（叶柏医案）

赵某，女，45 岁。初诊：2017 年 5 月 10 日。主诉：大便干结难解 1 年余，加重 1 个月。患者 1 年前出现大便难解，3~4 日一行，粪便呈羊屎球样，便前腹胀不适，便后缓解，每于情志不畅时症状加重。平素服用福松、番泻叶等通便药缓解症状。近 1 个月便秘症状加重，大便 4~5 日一行，质干，排便费力，伴里急后重感，腹胀，嗳气，口干欲饮，近一个月体质量下降 5kg，舌红，苔少，脉细弦。肠镜示：慢性结直肠炎。辨证属气滞肠燥，治拟疏肝理气，润肠通下。予增液汤合四磨汤加减，处方如下：玄参

10g，生地黄 15g，麦门冬 15g，全瓜蒌 20g，枳实 10g，杏仁 10g，火麻仁 20g，槟榔 10g，乌药 10g，柴胡 6g，白芍 15g，当归 10g，肉苁蓉 10g。14 剂，水煎服。忌辛辣刺激食物。

二诊：患者大便 2 日一行，质偏软，但仍感情志不舒，排便不畅，无腹痛腹胀，无嗳气泛酸，舌红，苔薄，脉细弦。原方加用合欢皮 15g。14 剂继服。

三诊：患者大便日行 1 次，成形，无腹痛腹胀，心情舒畅，舌红，苔薄白，脉细。继予原方 14 剂口服，以兹巩固。

2. 肌肉痉挛（刘建军医案）

患者，男，9 岁。初诊：2010 年 8 月 26 日。主诉：肠套叠后双小腿肌肉痉挛 20 天。患者 1 个月前患肠套叠，经住院保守治疗一周后而愈。出院一周后出现双小腿肌肉痉挛，遂来诊。刻诊：双小腿腓肠肌节律性痉挛，牵动双足，每分钟约 50 次，伴口干渴，喜饮，大便干结呈球样，3~4 天一行，舌红，有裂纹，苔白，脉细数。乃大病伤阴，筋脉失养，无水行舟。治宜滋阴养液，增水行舟，柔筋止痉，芍药甘草汤合增液汤加味，木瓜、伸筋草、炙甘草、生地黄、麦门冬、玄参各 15g，龟板 10g，牛膝 20g，葛根、白芍、鸡血藤各 30g。3 剂，水煎服，1 剂 / 天。

二诊：痉挛明显缓解，偶有发作，大便已通，每日一行，口干渴改善，药已对症。原方再进 3 剂。

三诊：诸症消失，病已痊愈。嘱继服六味地黄丸 1 个月，培本复源。

栀子柏皮汤

【条文】

阳明温病，不甚渴，腹不满，无汗，小便不利，心中懊憹者，必发黄，黄者栀子柏皮汤主之。（《温病条辨》中焦27）

【组成】

栀子（五钱），生甘草（二钱），黄柏（五钱）。

【使用指征】

（1）肌肤发黄，腹不胀，无汗，心中烦闷，坐卧不宁，口苦，但口渴不明显。

（2）小便不利，便溏。

（3）舌象：舌苔黄。

（4）脉：数。

【禁忌】

（1）有发热无汗之表证(如发热,无汗恶寒等)者慎用。

（2）有腹痛拒按、便秘之里证者慎用。

【适用疾病】

栀子柏皮汤用于治疗肝内胆汁淤积症、急性黄疸型肝炎、胆囊炎、胰腺炎、原发性肝癌的术后等[1008]；胫骨疲劳性骨膜炎[1009]；痤疮和皮炎[1010][1011]等疾病。

【现代药理研究】

栀子柏皮汤具有干预机体炎症反应和调节机体免疫有

关[1012][1013]；抗肝纤维化作用[1014]；减少胆汁淤积时肝细胞对胆汁酸的吸收，同时排泄增加，通过影响胆汁淤积相关转运体，调节胆汁酸代谢，对胆汁淤积型肝损伤起到保护作用[1015]；对继发性脑损伤的保护[1016]以及抗心肌缺血、防止心肌梗死的作用[1017]；还具有抗菌、促进淋巴细胞增殖[1018]等作用。

【医案举隅】

1. 黄疸（黄疸型传染性肝炎）（王琦医案）

盛某某，男，28 岁。初起发热恶寒，体温 38.2℃，浑身骨节酸痛，汗出不畅，诊为感冒而投发散之剂，发热缠绵周余不退，继则出现胸脘痞满，不思饮食，食入加胀，身面渐黄，尿色如浓沙茶样，经肝功能检查，黄疸指数 20 单位，谷丙转氨酶 600 单位，诊断为急性黄疸型肝炎。舌苔黄腻，脉滑数。中医辨证为湿热黄疸属阳黄之证。方用栀子柏皮汤合茵陈五苓散加减：茵陈 18g，栀子 12g，黄柏 9g，泽泻 9g，猪苓、茯苓各 12g，生麦芽 15g，甘草 4.5g。上方随证出入服 10 余剂后，黄疸消退，肝功能恢复正常。后以原法，更小其制，并配入运脾和胃之品，调理月余，身体康复。

2. 痢疾（陈石兴医案）

李某某，男，21 岁。初病只感到脐周不适，隐隐作痛，每天稀便 3~4 次，未予注意。第 3 天自觉症状加重，腹泻带黏液，每日 20 余次。伴有里急后重，四肢无力。体温 37.5℃。即投予 SG，按常规服法，服药一天，体温正常，大便次数减少至 15 次左右，其他诸症未见好转。遂改用栀子柏皮汤治疗。仅服 1 剂，全部症状消失，观察 5 个月，未见复发。

栀子豉汤

【条文】

下后虚烦不眠，心中懊憹，甚至反复颠倒，栀子豉汤主之；若少气者，加甘草；若呕者，加姜汁。（《温病条辨》中焦 18）

【组成】

栀子（捣碎，五枚），香豆豉（六钱）。

【使用指征】

（1）身热不甚，心烦懊憹，坐卧不安，失眠，恶心欲呕而不得呕。

（2）胃脘嘈杂不舒，胸脘痞闷。

（3）舌象：舌红，苔薄黄。

（4）脉：略数而寸部有力。

【禁忌】

脾胃阳虚、便溏者即使出现了烦热证，也要慎用本方。

【适用疾病】

栀子豉汤用于治疗失眠、焦虑、抑郁症[1019]；心肌梗死；糖尿病；痤疮[1020]；小儿睡惊症[1021] 等疾病。

【现代药理研究】

栀子豉汤具有镇静催眠、抗氧化和调节内分泌作用；能够增加抑郁患者单胺类神经递质含量；降低中枢及外周促炎因子；调节肠道菌群；保护神经细胞等有关[1022]；恢复受损心肌细胞活力，改善线粒体功能和细胞氧化应激反应，保护心肌梗死作用[1023]；改善胰岛素抵抗作用[1024]；调节免疫系统，减轻炎症反应[1025]等功能。

【医案举隅】

燥热（侯春光医案）

黄某某，女，5岁。初诊：2017年4月15日。患儿感胸中大热，尤以夜间为甚，汗出较多，盖薄被亦觉烦热开空调降温才能入睡。患儿脾气急躁，大便1~2日一行，质硬难排，舌红、苔薄黄，脉数。证属热郁胸膈，予栀子豉汤加味：栀子6g，淡豆豉20g，蜜紫菀、杏仁各15g，淡竹叶10g。5剂。

二诊（2017年4月20日）：大便转润，舌红、苔薄黄，脉数。恶热明显减轻，前方继服7剂。

三诊（2017年4月29日）：无恶热，不开空调也能安然入睡。察其舌淡红、苔薄黄，脉略数。再进3剂巩固。

术附汤

【条文】

浊湿久留，下注于肛，气闭肛门坠痛，胃不喜食，舌苔腐白，术附汤主之。（《温病条辨》下焦57）

【组成】

生茅术（五钱），人参（二钱），厚朴（三钱），生附子（三钱），炮姜（三钱），广陈皮（三钱）。

【使用指征】

（1）肛门下坠疼痛，不思饮食，腹胀，便溏。

（2）舌象：舌淡，苔白腻或白腐。

（3）脉：沉细弱。

【禁忌】

风湿热痹者慎用。

【适用疾病】

术附汤用于治疗慢性心力衰竭；急性痛风性关节炎[1026]；头痛、腹泻、眩晕[1027]；类风湿关节炎[1028]；白带、痰喘、自汗、不孕[1029]以及泄泻等疾病。

【现代药理学研究】

术附汤具有改善慢性心衰患者心功能及血液流变学，下调心室重构相关新型生物标志物血清水平，抑制心室重构，利于提升整体治疗效果及血管内皮等功能[1030]。

【医案举隅】

泄泻（张文选医案）

伊某，男，55岁，日本某公司经理，初诊：2003年6月25日。患者腹泻1年余，每日4~5次，为水样便。晨起泄泻，食寒饮冷则即刻腹泻，以至于不能饮矿泉水，腹不痛，口渴，心烦。舌红，苔黄，脉沉缓，左关弦大。辨为半夏泻心汤证：半夏3g，干姜5g，黄连3g，黄芩2g，党参 3g，炙甘草 2g，茯苓 6g，桂枝 3g。7 剂。

二诊（2003 年 7 月 9 日）：患者心烦消失，腹泻依然，昨因饮啤酒腹泻加重，并增呃逆。脉沉缓尺部弱，舌红，苔白。方选术附汤加减：干姜 5g，党参 3g，苍术 3g，炮附子 2g，茯苓 8g，桂枝 3g，陈皮 3g。7 剂。

三诊（2023 年 7 月 16 日）：服药后便成形，每日 1 次，呃逆止。为巩固疗效，原方再服 7 剂，半年后随访，腹泻未在发作。

术附姜苓汤

【条文】

湿久伤阳，痿弱不振，肢体麻痹，痔疮下血，术附姜苓汤主之。（《温病条辨》下焦 45）

【组成】

生白术（五钱），附子（三钱），干姜（三钱），茯苓（五钱）。

【使用指征】

（1）痔疮出血或便血，肢体或麻、或痛，腹满，形体痿弱不振，便溏。

（2）舌象：舌淡胖，苔白腻、水滑。

（3）脉：沉缓。

【禁忌】

湿热痔疮下血禁用。

【适用疾病】

术附姜苓汤用于治疗痿证、痹证；痔疮等疾病。

【医案举隅】

痔疮（赵冉冉医案）

王某，男，50 岁。初诊：2017 年 12 月 8 日。主诉：大便后带血伴有便秘一年；截石位 7 点二度内痔。期间服用补中益气汤等益气固脱以及槐角丸等清热凉血方剂均效微；刻下：大便初硬后溏，便后血色淡红，痔核脱出可自行回纳，肛门不适感。纳差，腹部沉重且隐隐作痛，喜温喜按；腰腿痛阴雨天加重，四肢萎软无力，咽中隐痛肿胀不适一个月余，平素经常感冒，每次感冒均有咽喉胀痛不适，每次自服牛黄解毒丸、维 C 银翘片效果均不明显，迁延多日方愈。查体：体型中等，皮肤白皙，扁桃体微红不肿；口不渴，舌体胖大边有齿痕，舌质淡嫩色微紫暗，舌苔薄白，脉搏不浮，中取乏力，沉取则无。考虑到之前患者已经服用过补气以及清热凉血类药物无效，不予考虑。诊断为：寒湿型痔疮，予术附姜苓汤加减 14 剂，白术 30g，黑顺片 20g（先煎），干姜 10g，茯苓 30g，桂枝 15g，赤芍 6g，杜仲 15g，乌药 10g。药后便血消失，腰腿疼缓解。继续服用上方加减月余，诸症消失。

原按：便溏，便后血色淡红，提示里无热，大便后带血，责之小肠寒湿，而便前带血多为湿热型便血。腹部沉重考虑甘姜苓术汤化裁；体型中等皮肤白皙类似桂枝体质，近期感冒然脉搏并非浮象，沉取则无，考虑里虚寒需用附子，便溏舌体胖大口不渴一派湿象，腰腿痛遇见寒湿天加重，提示体内寒湿重，术附姜苓汤是在理中汤的基础上，去守药之人参、甘草，加通药之附子、茯苓而成，由温补虚寒变为温化寒湿。腰腿痛加杜仲、乌药温补腰肾行气止痛，咽痛加少量赤芍。本方出自《温病条辨寒湿》篇，运用主流的痔病清热化湿等治疗思路无效，遂改为以温化寒湿为主，提示痔疮不只有热证，进而提示挖掘这一方剂所代表的治疗思路，探讨寒湿型痔疮这一证型。

竹叶玉女煎

【条文】

妇女温病，经水适来，脉数耳聋，干呕烦渴，辛凉退热，兼清血分，甚至十数日不解，邪陷发痉者，竹叶玉女煎主之。（《温病条辨》下焦27）

【组成】

生石膏（六钱），干地黄（四钱），麦门冬（四钱），知母（二钱），牛膝（二钱），竹叶（三钱）。

【使用指征】

（1）经水适来，妇人发热，耳聋，干呕，心烦，口渴，甚则数十日不解而发惊厥。

（2）舌象：舌质红，苔黄。

（3）脉：数。

【禁忌】

脾虚便溏者慎用。

【适用疾病】

竹叶玉女煎用于治疗急性热病经水适来，牙痛、耳聋、干呕、烦热、烦渴及余热未清而气阴已伤的各种病症。

【医案举隅】

牙痛（唐玉枢医案）

患者，男，因外感导致牙龈红肿疼痛一个月余，经用中药及四环素、维生素等治疗，病情未能缓解。诊见牙龈红肿疼痛，尤以门齿下牙龈之左右一、二、三齿处为甚，未见溃疡，牙关可小开合。进软食亦碍于咀嚼，硬食则疼痛加剧，渴而喜饮，口臭味极重。大便正常，小便色黄短少。舌质红，苔黄燥，脉弦数。辨证属胃火炽盛。治以清胃泻火，佐以滋阴生津。药用竹叶玉女煎加味。石膏30g，麦门冬30g，竹叶15g，生地10g，知母10g，牛膝10g，百合30g，玉竹30g，砂仁10g，金银花15g，板兰根30g，甘草5g。服4剂后，牙龈红肿疼痛已显著好转。继进4剂，诸证消失，病告痊愈。

专翕大生膏

【条文】

燥久伤及肝肾之阴，上盛下虚，昼凉夜热，或干咳，或不咳，甚则痉厥者，三甲复脉汤主之，定风珠亦主之，

专翕大生膏亦主之。（《温病条辨》下焦78）

【组成】

人参（二斤，无力者以制洋参代之），茯苓（二斤），龟板（另熬胶，一斤），乌骨鸡（一对），鳖甲（一斤，另熬胶），牡蛎（一斤），鲍鱼（二斤），海参（二斤），白芍（二斤），五味子（半斤），麦门冬（二斤，不去心），羊腰子（八对），猪脊髓（一斤），鸡子黄（二十丸），阿胶（二斤），莲子（二斤），芡实（三斤），熟地黄（三斤），沙苑蒺藜（一斤），白蜜（一斤），枸杞子（炒黑，一斤）。

【使用指征】

（1）夜间发热，白昼身凉。

（2）干咳无痰，或不咳嗽，甚则抽搐痉挛，手足厥冷。

（3）舌象：舌红，少苔或无苔。

（4）脉：细促。

【禁忌】

湿热者禁用。

【适用疾病】

专翕大生膏用于治疗再生障碍性贫血等疾病。

【医案举隅】

再生障碍性贫血（彭履祥医案）

谭某，男，31岁，已婚，初诊：1978年2月23日。自述从1975年初患"再生障碍性贫血"后，常有头晕、倦怠乏力、心悸短气、腰脊酸痛等症。单位职工医院拟诊风湿，用安乃近之类抗风湿药物治疗，症不缓解。9月4日到某血液病研究所检查，结果：血红蛋白6.5g/L，白细胞3.5×10^9/L，血小板2.5×10^9/L；结合骨髓检查，诊为"再障"，因而来我院治疗。症见面色苍白，毛发枯槁，精神萎靡，声低懒言，唇舌淡白，脉细弱。拟从肝肾不足，精血亏虚论治。用填精补髓之《温病条辨》专翁大生膏加减，连服8个月余，诸症消失而停药。3年后，因房事及劳伤致前症复发。于1978年2月22日又到某血研所检查，结果与首次相仿，翌日再次来我院治疗。除前述各症之外，更添耳鸣、晨起恶心呕吐、便溏尿短、唇舌淡白、面白无华、脉细而弱。仍本前法，仿专翁大生膏。黄芪30g，淮山药25g，杜仲24g，芡实20g，党参18g，熟地黄18g，白芍18g，枸杞子15g，麦门冬15g，山茱萸12g，五味子12g，桑螵蛸12g，菟丝子12g，龟板胶12g，阿胶12g，前13味用猪胫骨3斤同炖，以汤烊化阿胶，空腹服，1~2日尽1剂。

二诊：服上方4剂，各症有所减轻，但食量减少，苔白，脉细弱。此为脾胃气虚，运迟纳呆所致。以健脾开胃为先，用参苓白术散减味煎服。

三诊：服上方4剂，食欲恢复正常，但腰脊疼痛仍较明显，夜难入眠。用芍药甘草汤加枸杞子、制首乌、桑枝以养血调肝。

四诊：服上方3剂，腰痛缓解，继而守服第一方百余剂，时近1年，诸症消失，面色红润，脉缓有力。于1979年1月15日再去某血研所复查：血红蛋白11.8g/L；白细

胞 10.5×10^9/L，分类计数正常；血小板 7.5×10^9/L；网织
细胞 1.2%。遂停药，恢复工作。

紫雪丹

【条文】

阳明温病，下利谵语，阳明脉实，或滑疾者，小承气
汤主之；脉不实者，牛黄丸主之，紫雪丹亦主之。（《温
病条辨》中焦 9）

湿温邪入心包，神昏肢逆，清宫汤去莲心、麦门冬，
加金银花、赤小豆皮，煎送至宝丹，或紫雪丹亦可。（《温
病条辨》上焦 44）

【组成】

滑石（一斤），石膏（一斤），寒水石（一斤），磁石（水
煮二斤，捣煎去渣入后药），羚羊角（五两），木香（五
两），犀角（代用品，五两），沉香（五两），丁香（一两），
升麻（一斤），玄参（一斤），炙甘草（半斤）。

【使用指征】

（1）高热烦躁，神昏谵语，惊厥抽搐，角弓反张。

（2）口渴唇焦，尿赤便秘。

（3）舌象：舌质红绛，苔干黄。

（4）脉：弦数或数而有力。

【禁忌】

（1）孕妇禁用。

（2）若服用过量会损伤人体元气，出现大汗、肢冷、心悸气促等，应中病即止。

【适用疾病】

紫雪丹用于治疗小儿风疹、麻疹、高热、肺炎、流行性感冒发热、急性扁桃炎、中暑、老年胃溃疡、急性磷化锌中毒[1031]；冠心病心绞痛、心律不齐、高血压、偏头痛、脑血管痉挛[1032]；精神分裂症[1033]；流行性脑膜炎、乙型脑炎的极期重症肺炎、化脓性感染等疾患的败血症期[1034]；过敏性哮喘[1035]；小儿惊厥[1036]等疾病。

【现代药理研究】

紫雪丹具有解热抗炎、镇静及抗惊厥作用[1037]；控制心率、降低心肌耗氧显抑制血小板聚集、降低血液黏度、抑制血栓形成、防止心律失常及镇静等有利于对心绞痛和心肌梗死的防治[1038]等作用。

【医案举隅】

马脾风（林鼎新医案）

邓某，男，2个月。初诊：1958年5月6日。初起微热，咳嗽，迅即痰鸣气促，鼻煽抬肩，胸高气促，两目上视，不时惊搐，便溏味臭，小便短赤，肌肤微热，指端厥冷，舌红、苔燥浊，指纹紫隐。中医诊断：马脾风，属风痰火闭肺证。处方1：土牛黄、紫雪丹、风化硝各0.3g，开水冲服；处方2：桔梗小陷胸汤增减：桔梗4.5g，瓜蒌子9g，黄连2g，姜半夏4.5g，2剂，清水煎服，每日2次。

二诊（1958年5月8日）：肌热已解，目睛能动，咳声清亮，二便通调，但尚摇唇鼓舌，腹部微胀。方用千金苇茎汤加味：苇茎 9g，薏苡仁 10g，桃仁 3g，冬瓜子 9g，桔梗 3g，沙参 6g，牡丹皮 4.5g，清水煎服，连服 5 剂后痊愈。

附录一：常用方剂对比

一、复脉汤类方（附表1）

附表1　复脉汤类方对比

复脉汤类方	组方	功用	主治
复脉汤	又名炙甘草汤	滋阴养血，益气温阳	阴血不足，阳气虚弱证和虚劳肺痿
加减复脉汤	复脉汤减去桂枝、生姜、大枣、人参、清酒，加芍药	滋阴养血，生津润燥	温热病后期阴液亏虚证
一甲复脉汤	加减复脉汤去麻仁加牡蛎	滋阴清热，滋阴固摄	下焦温病，热邪伤阴，但大便溏者和温病后期，阴液亏虚
二甲复脉汤	加减复脉汤加生牡蛎，生鳖甲	育阴潜阳	热邪深入下焦，脉沉数，舌干尺黑，肝肾阴亏，虚风将起而见手指蠕动者
三甲复脉汤	二甲复脉汤加龟板	滋阴清热，潜阳熄风	下焦温病，热深厥甚，脉细促，心中憺憺大动，甚则心中痛者，适用于虚风内动心悸动而痛者

续表

复脉汤类方	组方	功用	主治
大定风珠	三甲复脉汤加鸡子黄，五味子	滋阴息风	纯虚无邪，阴虚至极，阴阳时时欲脱、神倦瘛疭之虚风内动重症
救逆汤	加减复脉汤去麻仁加龙骨、牡蛎	滋阴潜阳，复脉救逆	温病误用发散药，津液被劫，心中震震，舌强神昏，汗自出，中无所主

二、正气散类（附表 2）

附表 2　正气散类方对比

方名	组成	功用	主治	区别
一加减正气散	藿香梗二钱、厚朴二钱、茯苓皮二钱、广陈皮一钱、杏仁二钱、神曲一钱五分、麦芽一钱五分、绵茵陈二钱、大腹皮一钱	芳香化湿，行气消食，渗利湿浊	中焦湿郁，升降失调，脘腹胀满，大便不爽	五加减正气散为宋代《局方》藿香正气散的演变方，五方均用藿香、陈皮、厚朴、茯苓四药。五加减正气散所治病位均以中焦为主，使用之时

续表

方名	组成	功用	主治	区别
二加减正气散	藿香梗三钱、厚朴二钱、茯苓皮三钱、广陈皮二钱、木防己三钱、大豆黄卷二钱、川通草一钱五分、薏苡仁三钱	化湿和中，利湿除痹	湿邪留阻经络所致身痛。便溏、身痛、脉象模糊	首先要分辨阴阳二大端，即湿热、寒湿。湿热者用一、二、三方，寒湿者选用四、五方，其辨证要点是舌苔，苔白为湿重，苔黄是化热之象。
三加减正气散	藿香梗三钱、厚朴二钱、茯苓皮三钱、广陈皮一钱五分、连梗叶三钱、杏仁三钱、滑石五钱	祛湿理气	湿邪化热，脘闷、苔黄证	
四加减正气散	藿香梗三钱、厚朴二钱、茯苓皮三钱、广陈皮一钱五分、草果一钱、山楂肉五钱炒、神曲二钱	化湿和胃，理气消食	秽湿着里，邪阻气分，脘腹胀闷，纳呆，大便不爽或溏泄，或身重浊，舌白滑，脉缓者	

续表

方名	组成	功用	主治	区别
五加减正气散	藿香梗二钱、厚朴二钱、茯苓皮三钱、广陈皮一钱五分、大腹皮一钱五分、谷芽二钱苍术一钱	芳香开泄，健脾化气	湿郁中焦，寒湿伤脾之脘闷便泄	

三、温病三宝（附表3）

附表3　温病三宝对比

温病三宝	功用	主治	评价
安宫牛黄丸	开窍醒神、降温止惊	适用于邪热内陷心包证。见于高热烦躁,神昏谵语,口干舌燥,痰涎壅盛,舌红或绛,脉数	乒乒乒乓紫雪丹、不声不响至宝丹、稀里糊涂牛黄丸
紫雪丹	清热开窍，息风止痉	适用于热邪内陷心包热盛动风证。见于高热烦躁、神昏谵语、痉厥,斑疹吐衄,口渴引饮,唇焦齿燥,尿赤便秘,舌红绛苔干黄,脉数有力或弦	
至宝丹	清热开窍，化浊解毒	适用于痰热内闭心包证。神昏谵语,身热烦躁,痰盛气粗,舌红苔黄垢腻,脉滑数	

四、白虎汤类方（附表 4）

附表 4　白虎汤类方对比

白虎汤类方	主治	评价
白虎加人参汤	适用于气分热盛、气津两伤之证	清热与益气生津并用之剂，
白虎加桂枝汤	适用于治温疟或风湿热痹证	清中有透，兼以通经络之剂
白虎加苍术汤	适用于治湿温病之热重于湿者，症见白虎汤证兼胸痞身重、苔黄腻而干，亦可用于风湿热痹、关节红肿等	清热与燥湿并用之剂

附录二：参考文献

请用电子设备扫描下方二维码，参考文献的序号与正文标注的序号相对应，以供查阅。